职业健康风险评估与国家职业卫生标准制定项目　1311400010903
江苏省基础研究计划（自然科学基金）　BK20181488
江苏省临床医学科技专项 - 公共卫生关键技术应用研究　BL2014082
江苏省基础研究计划（自然科学基金）　BK2010575

U0292659

铅职业健康风险评估

俞文兰　张恒东　梅良英　等编著

中国环境出版集团·北京

图书在版编目（CIP）数据

铅职业健康风险评估 / 俞文兰等编著 .—北京：中国环境出版集团，
2018.9

ISBN 978-7-5111-3849-1

Ⅰ.①铅… Ⅱ.①俞… Ⅲ.①铅中毒－职业病－预防（卫生）－风
险评价 Ⅳ.① R135.1

中国版本图书馆 CIP 数据核字（2018）第 227687 号

出 版 人	武德凯	
责任编辑	赵楠婕	
责任校对	任 丽	
封面设计	岳 帅	

出版发行　**中国环境出版集团**
　　　　　　（100062 北京市东城区广渠门内大街16号）
　　　　　　网　　址：http://www.cesp.com.cn
　　　　　　电子邮箱：bjgl@cesp.com.cn
　　　　　　联系电话：010-67112765　编辑管理部
　　　　　　　　　　　010-67162011　第四分社
　　　　　　发行热线：010-67125803　010-67113405（传真）

印　　刷	北京建宏印刷有限公司
经　　销	各地新华书店
版　　次	2018年9月第1版
印　　次	2018年9月第1次印刷
开　　本	787×1092　1/16
印　　张	10.75
字　　数	211千字
定　　价	36.00元

铅职业健康风险评估

编委会

主　编：俞文兰　张恒东　梅良英
副主编：陈振龙　方四新　徐　酩

编　委

俞文兰　中国疾病预防控制中心职业卫生与中毒控制所
张恒东　江苏省疾病预防控制中心
梅良英　湖北省疾病预防控制中心
陈振龙　武汉市职业病防治院
方四新　安徽现代职业安全卫生与环境安全研究所
徐　酩　江苏省疾病预防控制中心
徐　茗　中国疾病预防控制中心职业卫生所
于常艳　中国疾病预防控制中心职业卫生所
邢再玲　中国疾病预防控制中心职业卫生所
陈　林　南京市疾病预防控制中心
胡飞飞　常州市疾病预防控制中心
钱秀荣　常州市疾病预防控制中心
王建锋　江苏省疾病预防控制中心
韩　磊　江苏省疾病预防控制中心
周倩倩　苏州高新区狮山街道社区卫生服务中心
卫婷婷　湖北省疾病预防控制中心
姚永祥　湖北省疾病预防控制中心
江中发　湖北省疾病预防控制中心
黄　健　湖北省疾病预防控制中心
张　海　湖北省疾病预防控制中心
戴霞云　武汉市职业病防治院

序

风险评估（Risk Assessment）是指在风险事件发生之前或之后，对该事件给人们的生活、生命、财产等各个方面造成的影响和损失的可能性进行量化评估的工作。风险评估是量化测评某一事件或事物带来的影响或损失的可能程度。风险评估和风险管理作为现代社会治理的重要手段，已经被政府和学术界广泛采纳和接受。

健康风险评估（Human Health Risk Assessment）是评估暴露于环境中的物理、化学和生物有害因素产生的有健康损害的性质和概率的过程。一般情况下，健康风险评估需要回答以下 5 个问题：①环境有害因素引起什么类型的健康损害？②在不同的暴露水平下发生该损害的概率？③有什么环境因素以及暴露的时间和强度？④是否有敏感人群？其年龄、性别、遗传、健康状态等特征。⑤是否有特殊暴露人群？如职业人群、特殊的饮食和生活环境等。

职业健康风险评估（Occupational Health Risk Assessment）是在一般人群健康风险评估的基础上，针对职业人群暴露的职业有害因素、生产环境、组织方式导致的健康危害的性质以及概率进行评估的过程。它主要回答职业人群在工作场所暴露于职业有害因素产生健康损害的种类及其可能性这一问题。基于不同的风险评估结果，在职业卫生管理中需要采取相应的行动水平。与一般的健康风险评估相比，职业健康风险评估关注的是职业人群在工作环境中暴露的职业有害因素及其可能造成的健康损害。

在环境与职业卫生领域，国际上已经开展了一些风险评估工作，积累了较为成熟的经验。世界卫生组织、国际劳工组织和联合国环境规划署支持的国际化学品安全规划署（International Programme on Chemical Safety，IPCS）组织开展了大量化学品的风险评估。发表的系列报告包括环境卫生基准（Environmental Health Criteria，EHC）和国际化学品风险评价概要文本（Concise International Chemical Assessment Documents，CICADS）。迄今，已经完成 300 多种公众关注的环境中化学有害因素和物理因素的风险评估工作。基于此，IPCS 还提出 100 多种化学有害因素的健康安全使用指南（Health and Safety Guides，HSG）。此外，WHO 的国际癌症研究署（IARC）也对 200 多种有害因素进行了致癌性的评价。由丹麦、挪威、芬兰、瑞典和冰岛组成的北欧政府间合作体的专家组，对一些他们关注的化学物的健康风险进行评价，发表了评价报告 *KemI-Riskline*。一些国家的政府部门或相关专业机构也提出了职业和环境风险评估的方法，例如，英国 BS8800 五级风险水平分析简表、美国环境保护局（USEPA）风险评估模型、新加坡化学毒物职业暴露半定量风险评估方法、美国工业卫生协会的风险评估方法等。我国原环境保护部在新化学物质的管理和登记中，也要求进行环境和健康风险评估。

国际组织的评估报告主要在全球范围内收集待评价物质已有的毒理学、暴露评价和人群研究文献，并进行系统的资料评估，对每一种物质发表风险评估报告单行本。各专业机构提出的风险评估方法，一般包括：①确定危害与工作的关系；②确定暴露的对象以及损害的特性；③估计损害发生的概率；④确定有什么可能的办法降低风险至可接受水平；⑤明确监测和执行的责任、评估检查的效率和改进方法的相关资料等。

依据各部门职业病防治工作的职能分工，以及主要职责调整后卫生部门的职能，在原职业卫生所所长李涛的倡导下，中国疾病预防控制中心职业卫生与中毒控制所组织了申请职业健康风险评估项目，并获得财政经费的支持。2015 年，启动了职业健康风险评估与国家职业卫生标准制定项目（编号 1311400010903），职业健康风险评估项目为该项目的一部分。项目拟针对重点关注的职业有害因素，开展健康风险评估工作，编写风险评估报告。其结果将用于指导职业卫生决策和管理、为标准的研制提供依据、指导相关企业采取措施进行风险控制和管理、为接触职业有害因素工人提供防护指导等，并提出需要进一步开展科学研究的问题。

项目遵循国际公认的健康风险评估原则和规范开展评估工作，以职业暴露有害因素为主，基于对中国人群暴露数据和资料的风险评估，力争涵盖全国范围。评估工作充分利用已有的文献和资料，并对文献资料进行分析、考证和确认，必要时收集补充资料和暴露评估资料。大量使用我国的暴露数据、针对职业人群开展健康风险评估为本项目重点强调的两个主要方面。我们期望产出的风险评估报告可以弥补国际组织的报告中缺乏中国暴露数据的不足，并可以针对我国职业人群的暴露水平和特点对健康影响的风险进行评估。

在提出优先评估物质和因素时，广泛征求专家和管理部门的意见，提出本年度拟开展评估的名单。在讨论重点关注名单时，专家和管理者从职业病防治工作需求、现有毒理学资料、暴露资料，尤其是中国的职业暴露资料是否足以完成评估工作等方面来确定评估因素名单。通过广泛动员、自愿报名、专家择优选择的原则在全所范围内遴选任务承担负责人。要求负责人在全国范围内开展广泛合作，增强项目的辐射力和影响力。

为保障风险评估项目的顺利完成，项目首先成立了专家组（名单见附件）。由专家组提出风险评估的主要原则、范围、框架，在充分讨论的基础上，对优先评估的因素进行遴选。在征求管理部门领导意见后，提出了 15 个拟进行风险评估的因素。在自愿报名的基础上，由项目专家组会议选出 10 个项目负责人。

由于对财政经费项目管理规定的限制，需要在 2015 年度完成全部工作。从 2015 年 4 月各负责人完成经费预算书和任务书到 12 月进行项目总结，其实际执行期仅有 7 个月时间。各项目负责人带领团队克服困难、努力认真工作，广泛收集文献资料进行论证和梳理，并深入现场开展调查研究，不断解决工作遇到的难题。项目组根据项目的需要，多次召开工作研讨会，群策群力寻找解决问题的办法和途径。截至 2015 年 12 月底，按照计划完成了经费预算的执行，并提交了报告。

这是我们第一次在职业卫生领域开展职业健康风险评估工作。我们遇到了经费使用的时间和范围的限制，文献资料缺乏，尤其是中国的资料缺乏等困难，通过大家的努力，我们完成了任务。虽然还没有实现理想的目标，但是我们通过学习和实践中的摸索，积累了一些有益的经验。希望通过公开发布技术报告文本，在为职业卫生管理、企业、工人服务的同时，收集并积累各界的修改意见和建议反馈；也希望通过开展风险评估，提出需要进一步研究的内容与方向，不断完善与提高研究水平。感谢项目专家组的支持和帮助，你们在项目执行的各个阶段都给予了我们大力的支持和精准的专业指导，使得我们能克服困难，顺利完成项目。

感谢各级领导在执行中的建议和帮助。

感谢各负责人和全体参加者的辛勤付出。

感谢项目秘书组的服务。

郑玉新

2016 年 1 月 2 日

前　言

铅是一种人类很早就开始使用的有毒物质，3 000 年前就有历史记载。商代非常流行使用青铜器盛酒、煮酒、斟酒、饮酒，青铜器由铜、锡和铅合金制成，贮藏酒类时合金中的铅容易溶入酒中，产生有甜酸味道的醋酸铅，使酒类风味独特，当时上至君臣下至百姓普遍嗜酒成癖。因此后来人认为，慢性铅中毒可能是造成商代后期君臣智力衰退、神志恍惚、精神颓废、焦躁暴虐甚至商代灭亡的重要原因。这也许就是世界上最早关于重金属中毒的记载了，比古罗马帝国贵族们铅中毒整整早了 1 000 年。

近代中国，铅广泛应用于日常生活和工业制造。随着经济和工业的快速发展，我国铅危害形势变得十分严峻，铅职业危害和环境污染已成为备受关注的问题。许多行业都可能在职业环境中接触到铅，如艺术工作者、汽车维修工、桥梁重建工人、建筑工人、靶场指导员和枪械维护人员、水管工和管道工、武器制造与使用者、散热器维修工、造船厂工人、固体废物焚烧炉操作人员等。最常见涉及铅职业危害的工艺过程包括铅蓄电池的生产、铅冶炼、电子行业焊接等。

近 30 年来，国内外关于铅危害的研究较多，主要集中在儿童铅中毒、铅的致病机理、控制与干预等方面，对铅的职业健康风险评估尚未涉及。本书源于原职业卫生所郑玉新研究员牵头的职业健康风险评估与国家职业卫生标准制定项目（编号1311400010903）的一个分项目。该研究的目的是通过梳理国内外研究成果和相关的文献资料，结合我国相关行业的实践，探讨铅职业健康风险评估的科学方法，帮助企业有针对性地消除或降低职业健康危害，保障职工的健康。本书主要内容有铅的危害特征表述，铅的暴露情况和中毒现状，分析、预测、估算铅中毒风险，制订和实施风险处理计划，并评估残余风险，提出风险管理的合理改进措施。

本书按照总项目的要求和提供的框架体例，阐述铅对人群和实验动物的毒性资料、铅的职业危害现状，探讨铅职业暴露与人员健康效应的剂量—反应关系，结合铅中毒案例对铅接触行业和人员开展职业健康风险评估，并提出合理建议和改进措施。本书的亮点在于较为系统地收集整理了国内外关于铅危害的文献资料，提出了依据不同应用对象、应用范围而建立的多样化的铅风险评估模型，提供了有代表性的铅蓄电池企业作为示例，并对重点人群的危害及保护策略提出了我们的观点。

由于项目时间紧，从不同途径收集的信息（尤其是现场调查信息）比较杂乱，需要较多时间整理分析，再加上工作团队的水平和精力有限，在铅风险评估的探讨方面还远远不够，书中难免存在一些错误与不周，敬请谅解，也恳请读者不吝提出批评意见。

在图书编写过程中要特别感谢郑玉新研究员的信任与支持，感谢各级领导在项目实施过程中给予的支持与帮助，感谢项目专家组的帮助和建议，感谢合作单位和所有参与者的共同努力，使我们能够按照总项目的要求和时间进度完成图书编写工作任务。

俞文兰

2015 年 12 月

目　录

1 基础资料

1.1 理化性质

    铅为灰白色重金属，熔点327.5℃，沸点1 740℃，质地柔软，抗张强度小。没有氧化层的铅色泽光亮，密度高，硬度非常低，延伸性很强，抗腐蚀性能很高。它的导电性比较低，且易氧化。金属铅在空气中受到氧、水和二氧化碳作用表面会氧化生成黑色的氧化铅。

1.2 毒性资料

1.2.1 主要风险

    铅暴露主要来自被铅污染的空气、饮水及食物。工作环境和大气中铅的最主要吸收途径是通过呼吸道吸入，也可以通过皮肤、消化道等途径进入人体。急性铅中毒主要由于人体短时间暴露于高水平的铅作业环境，也可能发生于含铅涂料等的误服。高水平的铅暴露会导致贫血、虚弱、肾脏和脑损伤，也可以导致死亡。

    慢性低剂量铅暴露也可导致健康损害，如产生轻度神经系统、生殖系统和肾脏功能的损伤。铅暴露可能与高血压、痛风、肾脏毒性、神经毒性症状、生育能力下降、出生缺陷的发生率增高相关。随着工业化的不断发展和进步,高水平的铅暴露逐渐减少,低剂量铅暴露成为最常见的暴露形式。

1.2.2　靶器官

进入人体的铅存储于人体的骨骼、血液和软组织中，成为持续的内部接触源。

铅干扰血红素生物合成过程，产生血液学影响，在分子水平上与钙竞争。中枢神经系统和肾脏对铅特别敏感，周围神经系统也会受到影响；胃肠道结构也会受到损伤；有力的证据表明铅对生殖系统也会产生影响。铅也可能是有致癌作用的辅助因子。

1.2.3　临床效应

无机铅及其化合物中毒三个主要临床分类为：慢性中毒、急性中毒、发生于儿童的无症状中毒。单次暴露引起的急性中毒案例很罕见，可能的输入途径是可溶性铅盐（醋酸盐、碳酸盐）的摄入。主要的症状是消化道的刺激症状，包括呕吐和腹部绞痛，继而出现腿痛。职业性铅中毒以慢性者居多，长期低水平铅接触可能对接触者造成各种各样的慢性亚临床损害。铅中毒程度不同，可有不同的临床表现，但通常是一种慢性、隐匿性的过程。有时可因过劳、缺钙、饮酒、饥饿、创伤、感染、发热等诱发症状加重，出现腹绞痛或铅麻痹。

1.3　暴露评估摘要

暴露评估是通过被评估污染物在环境介质中浓度与分布以及接触人群的特征鉴定两方面来定性说明暴露方式，还要定量计算暴露量、暴露频率、暴露期。暴露评估通过评估危害的暴露强度和持续时间，判定暴露是否可能超出相关的职业接触限值。暴露评估包括所有的可预见性的故障状况，可利用计算机模型来评估暴露水平。暴露评估能确保大部分铅接触者的暴露水平处于可接受的范围内。

1.4　剂量—反应关系

剂量—反应关系是用于推导人体的极限摄入量，它反映了剂量水平与人体健康效应的定量关系，当摄入量超过极限摄入量时就会超出人体的耐受范围。

环境中铅的浓度是接触量，可代表外环境的铅水平，但不能代表体内的剂量。由于铅在靶器官，如神经系统、骨髓、肾脏等中的浓度不易测定，目前多用血铅代替铅的内剂量。血铅主要反映近期人体铅接触、吸收、分布、代谢和排泄的动态平衡。血铅值随着暴露空气中铅浓度的上升而增加，血铅含量与空气中铅浓度存在剂量—反应关系。肾功能指标异常率随血铅水平增高而增高，也存在剂量—反应关系。

1.5 风险评估摘要

铅的风险评估遵循一般风险评估的原则，通过量化测评某一事件或事物带来的影响或损失的可能性，客观地认识事物（系统）存在的风险因素，通过辨识和分析这些因素，判断危害发生的可能性及其严重程度，从而采取合适的措施降低风险概率的过程。风险评估包括四个步骤：危害识别、剂量—反应关系、暴露评价、风险表征。危害识别是风险评估的第一步，应先识别工作中用到的或产生的有害物质——铅；研究铅与各靶器官之间的剂量—反应关系，评价铅接触人群在给定暴露剂量下的危险度的基准值；评价铅接触工作岗位中铅可能的暴露水平；风险表征是风险评估的最后一个环节，在综合前面的资料和分析结果的基础上，确定有害结果发生的概率、可接受的风险水平及评价结果的不确定等，为风险决策和选择必要的防范措施提供科学依据。

2 背景

2.1 铅的职业病危害现状

2.1.1 铅职业暴露现状

铅是常见的工业原料之一，在工业生产和生活中应用广泛。2001 年以来，我国铅消费量年均增长率高达 17%。2010 年，我国铅产量 430 万 t，占全球的 42.5%；年消费铅 390 万 t，占全球的 40.0%。中国已成为世界上最大的铅蓄电池生产国和出口国。

国际铅锌研究小组称，2014 年全球精炼铅需求约增加 4.4%，达到 1 173 万 t，同期我国精炼铅使用量约增加 7.4%，远高于国际平均水平。日益增加的铅需求量必然增加了职业性铅接触的机会。

以江苏省为例，江苏省铅蓄电池生产企业产能占全国 1/3，职业接触人群达 10 万余人。2009 年全省职业病哨点监测报告，14 家被监测铅蓄电池生产企业的 82 个岗位和 962 名铅接触工人中，9.8% 的工人铅浓度超过职业接触限值，26.5% 的工人血铅超过 400μg/L。以此估算，全国因职业原因接触铅的人数有数十万人。

2.1.2 职业性铅中毒现状

职业性铅中毒是我国较常见的职业病，铅矿开采及冶炼、蓄电池行业等 20 余个行业人群易患职业性铅中毒。我国铅工业快速发展带来的职业危害和环境污染形势异常严峻，慢性中毒中铅中毒位居首位，我国职业性铅中毒近十年来一直居于慢性中毒前三位。在就业人群中，铅中毒数量排在前三位的行业是铅蓄电池生产、冶炼业和化工业，铅蓄电池生产和冶炼行业的铅中毒人数占总中毒人数的 66%[91]。2009 年原卫生部共报告慢性铅中毒 1 082 例，占所有化学类毒物中毒的 56.6%（1 082/1 912），位列职业中毒的首位[1]，尤其在铅蓄电池行业发病率较高。2007—2014 年全国职业性慢性中毒及铅中毒情况如表 2-1 所示。

表 2-1　2007—2014 年全国职业性慢性中毒及铅中毒情况一览表

年份	职业性慢性铅及其化合物中毒例数	职业性慢性中毒例数	比例 /%
2007	849	1 638	51.83
2008	617	1 171	52.69
2009	1 082	1 912	56.59
2010	499	1 417	35.22
2011	621	1541	40.30
2012	197	1 040	18.94
2013	231	904	25.55
2014	224	795	28.18

从以上直报数据来看，慢性铅中毒的发生数呈现下降趋势。这个趋势可以从两个方面理解，第一个方面是随着大家对铅危害认识的提高，大量不符合要求的涉铅企业被关停或整改，而还在生产的企业职业卫生状况和防护措施得到了很大程度的改善。第一方面考虑到实际情况并不乐观，吸取了前期铅危害纠纷事件的经验教训，企业为了应对群发性铅增高事件的危机而采取了一些应急措施，如采取体检前预防性用药，使得阳性结果减少。此外，企业与血铅超标人员私下协商和私了情况普遍存在，大部分高血铅工人没有进入诊断程序。因此直报数据不足以真实反映我国铅健康损害的严重程度。

2.2　铅的健康危害特征

2.2.1　毒性效应

铅是一种全身性多脏器毒性物质，可引起机体多器官和系统的损伤，主要以铅烟和铅尘的形式存在，铅烟及铅尘可通过铅矿开采及冶炼、熔铅作业及铅化合物应用等机会进入人体，铅尘的吸收取决于颗粒的大小和溶解度。一般来说，吸入的铅大部分随呼气排出，仅有 35% ～ 50% 被吸入人体内；经消化道的吸收，主要是由于在铅作业场所进食、饮水、吸烟或摄取被铅污染的食物引起。铅可对人体的神经系统、血液及造血系统、消化系统、生殖系统以及泌尿系统等造成严重损害。国际癌症组织（IARC）将铅列入可疑人类致癌物[2]。

（1）神经系统：动物实验显示，铅暴露可引起机体学习能力降低。前瞻性和横断面人群流行病学研究表明，职业性铅暴露所致骨铅和血铅水平升高可降低机体认知功能和感觉能力，引起抑郁或焦虑。病例对照研究发现铅与神经退行性病变有关。

（2）心血管系统：毒理学实验和前瞻性流行病学研究结果显示，血铅和骨铅水平升高可引起高血压、动脉粥样硬化、冠心病和脑血管疾病的发生。

（3）肾脏：动物实验发现长期暴露于铅环境中可引起肾小管萎缩和硬化。流行病学研究结果表明血铅水平升高可导致肾功能降低，表现为肌酐清除率降低，血肌酐升高和肾小球滤过率降低，且具有累积效应。

（4）免疫系统：流行病学和毒理学证据均显示铅暴露可造成机体的过敏性和炎性环境，主要表现为哮喘、过敏症、IgE升高、B细胞活化和炎症反应，降低机体的抵抗力。

（5）血液系统：铅可降低红细胞的生存时间和功能，影响血红素的合成，降低血红蛋白浓度。

（6）生殖和发育毒性：铅与早产、低体重儿、青春期发育延迟有关。此外，血铅水平升高可影响男性精子数量和活性以及女性月经周期。

（7）致癌性：国际癌症研究机构将铅归为ⅡB类，属于"可疑致癌物"，即对动物的证据充分，而对人的证据不充分。体外实验显示，铅可引起遗传损伤，表现为染色体畸变、DNA链断裂、微核频率升高和姐妹染色单体交换。

（8）致畸：动物实验发现铅能引起胚胎组织谷胱甘肽（GSH）含量降低和丙二醛（MDA）含量增高，其机理可能是进入胚胎组织的铅可引起某些中间代谢产物含量增多，导致脂质过氧化反应，增加GSH的消耗，或者通过某种环节抑制了GSH的合成，以致胚胎组织拮抗氧化损伤的能力降低，进而使胚胎组织细胞生物膜等遭受损害，导致胚胎发育不良或畸形。

2.2.2　危害特点

如果一个人短时间暴露于高水平的铅作业环境，可能会出现以下症状：腹痛、便秘、疲劳、头痛、易怒、食欲不振、记忆丧失、手或脚疼痛或刺痛、虚弱等，可导致贫血、肾脏和脑损伤，很高的铅暴露水平可导致死亡。

（1）渐进性和隐匿性

长时间低剂量接触铅可能使患高血压、心脏病、肾脏疾病、生育能力下降的风险增高，铅也可能成为人类致癌因素。但由于铅对人体的危害是潜在的和逐渐积累的，这些症状发生缓慢，铅中毒的症状具有很强的隐匿性，铅中毒很容易被忽视，所以才有"铅中毒"是"第一隐形杀手"的说法。

（2）持久性和不可逆性

铅对中枢神经系统往往会造成永久性的伤害，即使脱离铅污染环境，在血铅水平已经下降的情况下，已受到损伤的神经和心理发育仍不能恢复到原来的水平。铅在体内的蓄积也是持久的，随着体内铅含量的逐渐增加，铅毒性对机体的损害越来越严重。

（3）广泛性和多系统性

临床研究发现，铅对器官系统的损害通常具有广泛性。不仅对神经系统、血液及造血系统、消化系统、生殖系统、泌尿系统有影响，还对心血管系统、骨骼等有损害。

2.3　铅风险评估目的

本次风险评估针对铅的职业病危害现状来阐述其在人群和实验动物中的毒性资料，通过对毒性资料的研究分析进行职业暴露的剂量—反应关系评价和健康风险评估，并对不同对象提出合理建议和改进措施。通过收集和整理铅的健康危害表征、铅职业暴露资料以及国内外工作场所铅相关标准，研究分析铅标准制定的基础和优缺点，为铅标准的制定和合理性提供支持，为制定职业病防治策略提供技术依据。

2.4　风险评估方案及流程

2.4.1　危害性鉴别

（1）收集铅的危害性数据，对数据进行评估，明确关注毒理学效应，并确定相应的剂量。

（2）根据危害剂量，按照《工作场所职业病危害作业分级　第2部分：化学物》（GBZ/T 229.2—2010）的规定，给出铅对人体健康危害的等级。

2.4.2　危害性表征（定性）

对危害鉴定确定的各毒性效应和危害性分类结果，分别进行危害性分级，给出各毒性效应的危害性级别及相应级别的分值，综合监控危害性级别以所有毒性效应指标中最高危害性级别表征。

2.4.3　评估方案

成立铅风险评估组织，通过查阅资料、走访企业、问卷调查等形式，了解评估对象的相关情况，为预测评估提供准确可靠的资料。收集数据，对数据进行整理分析，了解铅中毒的现状和危害情况，全面掌握铅中毒的实际情况及目前预防铅中毒的已有的防护措施。分析、预测、计算铅中毒风险，制订和实施风险处理计划，并评估残余风险，提出风险管理的合理改进措施。具体流程见图2-1。

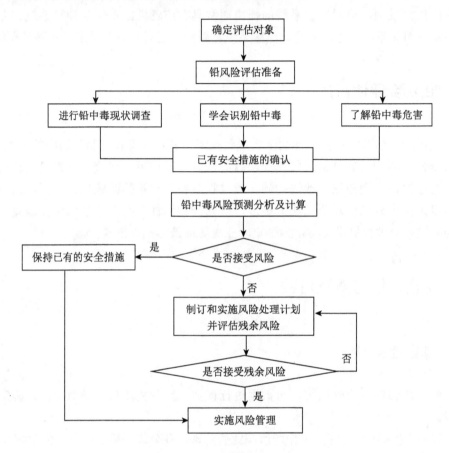

图 2-1　铅职业健康风险评估流程

2.5　数据和资料来源

本书的数据来自几个方面：一是通过查阅国内文献及有关书籍；二是通过翻译国外文献资料；三是从有关部门收集哨点监测和体检资料；四是深入企业采集相关的信息资料。在前期调研的基础上，出于铅作业环境集中度高、前期有较好的工作基础、能够很好地开展合作等方面的考量，选取了江苏省、安徽省、湖北省三个省作为主要的数据收集地。

整理铅中毒对机体各系统所产生的损害，了解铅中毒职业危害现状，包括行业分布、岗位分布及人群分布等。收集典型案例资料、走访企业、问卷调查等形式探索涉铅行业风险评估的方法及模型。职业危害现状和临床病例文献中的研究数据及涉铅企业案例调查资料等对本书起到了很大作用。

3 铅的基本信息

3.1 物理化学性质

铅 [Lead (Pb)]:

CAS 号： 7439-92-1；

相对分子质量： 207.19（4 种同位素质量分别为：204、206、207 和 208）；

密 度： 11.3 g/cm^3；

熔 点： 327.5 ℃；

沸 点： 1 740 ℃；

化学价： 无机化合物中，铅多数以 +2 价的形式存在，有时也为 +4 价；

单位转换关系： 1 μg=0.004 826 μmol，1 μmol=207.2 μg。

铅为灰白色重金属，立方晶体结构，耐腐蚀。金属铅很难被水溶解，但易被硝酸和浓硫酸溶解，溶于甘油，微溶于乙醇。除硝酸铅、氯酸铅和某种条件下的硫酸铅和氯化铅外，多数含铅（II）盐是不易被溶解的（如硫化铅和氧化铅类）。另外，一些含有机酸的铅盐也不易被溶解，如草酸铅。

当加热至 400～500℃时，即有大量铅蒸气逸出，在空气中氧化成氧化亚铅（Pb$_2$O），并凝集为铅烟。随着熔铅温度升高，还可逐步生成氧化铅（密陀僧，PbO）、三氧化二铅（黄丹，Pb$_2$O$_3$）、四氧化三铅（红丹，Pb$_3$O$_4$）。除了铅的氧化物以外，常用的铅化合物还有碱式碳酸铅 [PbCO$_3$·2Pb(OH)$_2$]、铬酸铅（PbCrO$_4$）、醋酸铅 [Pb(CH$_3$COO)·3H$_2$O]、砷酸铅 [Pb$_3$(AsO$_4$)]、硅酸铅（PbSiO$_3$）等。铅的化合物多为粉末状，大多不溶于水，但可溶于酸；但醋酸铅、硝酸铅则易溶于水。

3.2　主要用途

　　铅具有柔软性、延展性、可塑性、低熔点和耐腐蚀等独特性质，因此铅成为工业上应用最广泛的金属之一。目前，全世界每年约消耗 500 万 t 铅，铅可以制成雕塑品，经过镀锡、着色、上漆或镀金做成装饰品以及建筑的覆面和配件。铅曾大量用于屋顶材料，地下或水下电缆的包皮、水管衬里，以及用于制造输送加工腐蚀性物质的管道和设备。直到今天，铅仍大量用于制造蓄电池、枪弹并被作焊料和锡铅合金等低熔点合金的组分。

　　由于铅能有效地吸收电离辐射，可用作核反应堆、粒子加速器、X 射线装置的防护屏罩以及运输、储存放射性物质的容器。氧化铅不仅用作制造优质玻璃，提高玻璃的折光率，使玻璃明亮、坚韧；而且还可以作为氧化剂用于染料、化学试剂、烟火和火柴生产中。铅的有机化合物四乙基铅和四甲基铅曾作为汽油防爆添加剂。在化学工业中，四氧化三铅（红丹）可用于户外钢铁的耐腐蚀油漆以及油漆的干燥剂，碱或碳酸铅（铅白）、氧化铅（铅黄）等用于彩色油漆和琉璃制品，铅还作为稳定剂用于塑料的生产。

　　随着经济和技术的发展，新能源汽车越来越多地出现在生活中，铅蓄电池是电动汽车主要的动力电池，全国 80% 的铅用于铅蓄电池制造。

4 铅的毒性资料

4.1 人群和实验动物的代谢动力学资料

4.1.1 吸收

铅及其化合物主要以粉尘、烟雾或蒸气的形式经呼吸道入肺再入血；也可由含铅饮食从消化道进入体内；除部分有机铅，如醋酸铅、油酸铅、环烷酸铅、四乙基铅，一般不能经完整的皮肤吸收。铅的吸收程度不仅与摄入铅的总量有关，还与铅化合物的理化性质、机体状态（如年龄、营养、身体状况）及行为习惯（在工作场所吸烟、饮食，不勤换工服）等有关。从事重体力劳动的男性，其吸入的空气和食量均大于相同体重、久坐不动的男性。儿童生长发育期，呼吸道与胃肠道对铅的吸收率高于成人。吸烟有利于铅在体内积蓄，可缩短铅吸收潜伏期。

4.1.1.1 呼吸道吸收

职业性铅中毒多由呼吸道吸收所致。进入下呼吸道的铅几乎都能被吸收，通过呼吸道或消化道摄入的铅，有 20% 能被成人吸收。一般来说，铅在肺内沉淀吸收率为 30% ~ 50%。铅在肺内沉淀后，14 天内 90% 以上由肺部移走。一般情况下，成人每天由空气中所吸收的铅量为总吸收量的 31% ~ 39%[1]。

铅颗粒的空气动力学直径为 0.1 ~ 1μm，根据国际辐射防护委员会（ICRP）的肺模型估测，铅吸入后约有 35% 沉积在呼吸道，主要沉积区域是肺泡和气管支气管区域[2]。

铅在呼吸道内的吸收率与铅烟或铅尘颗粒的大小及换气速率有密切关系。颗粒细小（0.1 ~ 1μm）时，换气速率若减慢则可增加粒子与肺泡壁碰撞的机会；颗粒大时，沉淀吸收率减少。

4.1.1.2 消化道吸收

消化道是非职业性暴露时铅吸收的主要途径。铅由胃肠道的吸收率为 7% ～ 10%，但在空腹时吸收率明显增加，可达 45%。人体缺钙、缺铁、缺磷时可增加铅的吸收。

胃肠道对不同的铅盐吸收率不同，主要与其溶解度有关。醋酸铅、氧化铅、氯化铅可迅速吸收；铬酸铅、硫化铅、硫酸铅、碳酸铅溶解度较低，但仍可大部分吸收。根据 2000 年张磊等[3] 对中国 12 个省市进行总膳食铅摄入量调查，按照年龄分为 6 组，其中 2 ～ 7 岁年龄组每日由饮食摄入的铅量最低，为（54.9±37.5）μg，20 ～ 50 岁年龄组每日由饮食摄入的铅量最高，为（112.7±83.5）μg。除膳食外，环境暴露也是铅摄入的重要来源，在职业活动中，铅也可通过污染手指和食物（如车间内吸烟、饮食）进入消化道。

4.1.2　分布

铅主要通过呼吸道和消化道吸收入血，随血流分布于全身各器官和组织。在血中以磷酸氢铅、铅—蛋白复合体或铅离子形式存在。血内的铅仅有 6% 在血浆内，且多与血浆内转铁蛋白及白蛋白结合，其余 90% 以上的铅与红细胞结合，特别是与细胞膜、低分子蛋白及血红蛋白分子结合。铅在红细胞内的半减期约为 25 天。铅进入红细胞后大部分比较稳定，但有 25% 与低分子蛋白结合，处于可移动状态，约有 20% 与红细胞膜结合，易于扩散，上述两部分红细胞内的铅和血浆内的铅保持平衡。通过血浆，铅可以进入其他软组织。

铅在体内的分布可分为两部分：交换池和储蓄池。交换池中的铅主要是指存在于血液和软组织中的铅，约占体内总铅量的 10%。铅在软组织中以肝、肌肉、皮肤、结缔组织含量较高，其次为肺、肾、脑。在亚细胞水平，铅分布于细胞核、线粒体、溶酶体、微粒体以及可溶性部分，主要在细胞核和可溶性部分。铅在线粒体内分布于内膜和基质部分，铅在神经细胞线粒体内，可能分布在钙结合的部位。在软组织中铅的半衰期比较恒定，肾脏中所含铅的半减期是 10 天，肝脏中所含铅的半减期是 23 天。这部分铅绝大多数在 25 ～ 35 天转运至骨性组织（如骨骼、牙齿等）中，汇入储蓄池。

储蓄池中的铅约占体内总铅量的 90%，其中 70% 储存在骨皮质内。最初以不稳定的形式存在，后来以正磷酸铅 $[Pb_3(PO_4)_2]$ 形式存在。骨铅可分两部分，一部分处于较稳定状态，其半减期约为 20 年；另一部分，虽然比例较小，但很重要，具有代谢活性，可迅速转移至血液和软组织。经示踪研究发现，该部分骨铅的半减期约为 19 天，与血铅的半减期相似。

储蓄池与交换池中的铅维持着动态平衡。骨铅的可移动部分可超过整个软组织的铅贮量，因此骨铅对血铅的影响不可忽视。

4.1.3　代谢

铅在体内的代谢与钙相似。能使钙存积于骨内的因素，也有利于铅贮存于骨内；促使钙排出的因素，也促进铅的排出。高钙饮食使铅贮存于骨内；缺钙、酸碱平衡紊乱、感染、饮酒、创伤、饥饿、发热等，可使骨铅向血液转移。

4.1.4　消除和排泄

食入的铅除少部分被吸收外，大部分由粪便排出。肠道吸收的铅，通过肝脏，一部分可由胆汁排入肠内；由消化道腺体排出的铅，脱落上皮细胞中的铅均可随粪便排出。另外，铅由呼吸道吸入后，部分铅尘可经呼吸道纤毛作用排出，经消化道摄入的铅由粪便排出。正常人每天由粪便排出铅约 0.2mg。粪内有铅只能证明有接触铅和摄入铅的情况，对临床诊断意义不大。

进入体内的铅，约有 2/3 通过肾脏随尿液、1/3 通过胆汁排出体外。铅由肾脏排出通过两个途径：一是经肾小球滤过后由肾小管排出；二是在血铅增高时由肾小管排泌。无机铅不能通过肝脏进行代谢。8% 左右的铅可经汗腺、乳汁、唾液、月经和毛发排出。血铅还可通过胎盘进入胎儿体内。

4.2　体外试验及实验动物研究资料

4.2.1　体外试验研究资料

Mishra KP 等[4]对铅作业工人外周血单核细胞在植物血凝素（PHA）诱导下进行培养，结果发现与对照组相比淋巴细胞活化明显被抑制。

孟金萍等[5]用不同浓度的乙酸铅对胚胎膀胱（HB）细胞、人胚胎皮肤成纤维 (ESF) 细胞、人胚肺二倍体（HPF）细胞进行处理，结果显示体外培养的 ESF、HPF 和 HB 细胞对铅的反应比较敏感，且随着铅作用浓度的增加，细胞的生长活性、集落形成能力逐渐降低，显示铅对其生长的强抑制作用。

铅对大鼠卵巢颗粒细胞分泌功能有抑制作用。分别以浓度为 250mg/L、50mg/L、10mg/L 的醋酸铅对体外培养的大鼠卵巢颗粒细胞进行 24h 染毒，各染毒组与对照组比较，细胞活性未受影响，而雌二醇和黄体酮水平均有所降低，高、中剂量组与对照组比较差异有显著性（$P < 0.01$）。雌二醇含量与醋酸铅剂量的相关系数为 -0.900（$P < 0.01$）；黄体酮含量与醋酸铅剂量的相关系数为 -0.908（$P < 0.01$），提示在实验剂量下产生剂量 - 效应关系[6]。

朱宝立等[7]应用细胞培养技术研究铅对人体病毒抵抗力的影响。研究发现铅可显著增强人胚肺细胞对呼吸道合胞病毒的敏感性，降低细胞对呼吸道合胞病毒的抵抗力。

贺庆芝等[8]进行铅的体外胚胎毒性研究时发现，铅浓度为 30 mg/L 时，能抑制胚胎生长发育和形态分化，诱发卵黄囊生长和血管分化不良，胚胎发育异常率增高。铅对大鼠胚胎生长发育的影响存在着剂量—效应关系。

4.2.2　动物试验研究资料

4.2.2.1　急性毒性

铅可致大鼠、小鼠、牛、企鹅等很多哺乳动物发生急性中毒。固态铅的急性毒性低于可溶剂的铅盐等，铅对牛的急性经口的致死剂量为 50 ～ 600mg/kg；最低的致死剂量（狗）为 191mg/kg；最低的致死剂量（荷兰猪）是 313mg/kg。最低口服中毒剂量（老鼠）：790mg/kg；最低口服中毒剂量（大鼠）为 1 100mg/kg（超过 14 天）；最低吸入中毒剂量（大鼠）：10mg/ m³/24h；腹腔内注射最低致死剂量（大鼠）为 1 000 mg/kg；口服最低致死剂量（鸽子）为 160 mg/kg。铅及其无机化合物的急性毒性见表 4-1。

表 4-1　铅及其无机化合物的急性毒性 [1]

名称	动物种类	染毒途径	LD_{50}/（mg/kg）
金属铅	大鼠	腹腔	（LD_{100}）1 000
一氧化铅	大鼠	腹腔	400
二氧化铅	豚鼠	腹腔	200
四氧化三铅	大鼠	腹腔	220
硝酸铅	大鼠	腹腔	（MLD）270
硫化铅	豚鼠	腹腔	1 600
硫酸铅	豚鼠	腹腔	300
磷酸铅	豚鼠	腹腔	（MLD）131
砷酸铅	大鼠	经口	100
铬酸铅	豚鼠	腹腔	400
碳酸铅	豚鼠	经口	（MLD）1 000
	豚鼠	腹腔	（MLD）124
硅酸铅	豚鼠	腹腔	136

铅及其化合物对动物及人的急性毒性，还与铅烟（尘）颗粒的大小、中毒途径及铅化合物的形态（干燥或潮湿、铅烟或铅尘）等有关。

4.2.2.2　亚慢性毒性

铅对动物能够产生多系统、全身性的影响。国际化学品安全规划署（IPCS）1995

年、国际癌症研究机构（IARC）2006 年、美国毒物和疾病登记署（ATSDR）2007 年的报告表明，铅是作用较强的血红素合成抑制剂，且可因血红素合成的减少而导致能量代谢障碍。铅能致心肌脂肪退行性变化及小动脉尤其是肾、脑和心冠状动脉硬化。REVIS 等[9] 给鸽子喂食含 800μg/kg 氯化铅的饲料 6 个月后，可见动脉粥样硬化灶明显增加。IARC2006 年的报告和欧洲食品安全局（EFSA）2010 年的报告都表明，长期低剂量铅暴露（饮水中＜100mg/L）与大鼠高血压相关，但高剂量铅暴露对血压的影响程度并无明显增强，故无法推导出剂量—反应关系。在一些研究中还发现，高剂量铅暴露并不导致血压升高，故推测铅可能发挥双相作用[10]。大鼠、狗、鸽的实验均发现：三种动物血铅分别达 0.17 μg/dL、0.38 μg/dL 和 0.40 μg/dL 时，可使血压分别上升 15 mmHg、54 mmHg、17 mmHg，而当血铅达 0.70 μg/dL 时无血压升高[11]。

铅能抑制心肌兴奋性，作用于蒲氏纤维，减慢心肌传导，同时铅能与三磷酸腺苷（ATP）形成铅—ATP 复合体，干扰细胞内质子梯度，抑制线粒体呼吸链，降低 ATP 浓度，影响心肌收缩[12]。铅可通过影响心肌收缩进而导致心律失常。

4.2.2.3 免疫毒性

饮水中 10mg/L 的铅即可损害免疫功能[13]。刘倩琦等[14] 给大鼠喂食含醋酸铅的饲料，发现低剂量组也可导致机体细胞免疫功能的损害。铅暴露时 CD4 亚群减少，CD4/CD8 比例下降，可导致相关细胞因子分泌下降，抑制 B 淋巴细胞的增殖、分化，抗体产生减少，进一步影响细胞免疫和体液免疫功能。此外，铅暴露还能引起脾脏超微结构变化，表现为不同程度的线粒体空泡化、嵴断裂、肿胀、凝集；内质网扩张、脱颗粒；染色质疏松等。

TeijÓn 等[15] 用 200×10⁻⁶ 低剂量醋酸铅，采用不同途径染毒大鼠 4 周，发现口服或腹腔注射醋酸铅均可使大鼠脾脏淋巴细胞数量明显增加。也有研究发现，铅可使脾细胞、胸腺细胞 DNA 单链断裂，使淋巴细胞功能受损，从而抑制免疫功能[16]。

4.2.2.4 动物致癌性试验

铅及其无机化合物对动物具有致癌性[17]。

（1）醋酸铅

长期经口接触醋酸铅后引起大鼠腺瘤或腺癌，说明醋酸铅与肾脏肿瘤存在剂量—反应关系。雌鼠孕期和哺乳期经口接触醋酸铅，显示其子代大鼠成年后在没有铅性肾病时，肾肿瘤与剂量的相关性会加强。

可溶性铅盐可引起大、小鼠肾皮质腺瘤。Doryszycka 等报告每天给大鼠含醋酸铅 1.5μg 的饲料持续 12 个月，可见肾囊性病变、癌前病变及肾瘤性损伤。

有两项研究发现，经口接触醋酸铅引起大鼠脑胶质瘤，一是经口喂养醋酸铅跟雄性大鼠肾上腺瘤、睾丸癌、前列腺癌以及雌性大鼠肾上腺瘤有关；另一项研究发现经口喂养大鼠醋酸铅引起肺癌、垂体瘤、前列腺癌、乳腺癌和肾上腺肿瘤。

（2）铅粉

关于铅粉的致癌性，有学者做过几项研究，分别给大鼠经口摄入、肌肉注射及肾脏注入铅粉，均没有发现铅粉的致癌性。

（3）氧化铅

雄性大鼠吸入氧化铅的动物试验，未发现氧化铅的致癌性。

（4）铬酸铅

研究发现，单纯的铬酸铅注射可引起注射部位肉瘤，给大鼠注射铬酸铅可引起肾脏肿瘤，而给小鼠肌肉注射铬酸铅、大鼠细支气管铬酸铅灌入却未发现阳性结果想，但该研究无法排除铬的致癌性。

4.2.2.5　基因毒性

用 25mg/kg、50mg/kg、100mg/kg 剂量的醋酸铅腹腔注射染毒大鼠，发现脑组织海马、皮层原癌基因 C-fos、C-jun 表达阳性细胞数显著增加，表达强度有升高趋势[18]，原癌基因 C-fos、C-jun 的过量表达一方面可以诱发脑组织细胞凋亡；另一方面可能作为核内转录调控因子调节其他凋亡相关基因的表达。

铅会造成 DNA 损伤及修复障碍，导致基因突变。铅暴露可引起小鼠和人淋巴细胞 DNA 断裂。醋酸铅能引起小鼠肝细胞 DNA 损伤率升高，彗星尾长增加，尾长与头部直径比值增大[19]。Danadevi 等[20] 研究报道，铅回收作业工人血铅含量达到对照组的 10.14 倍时，淋巴细胞 DNA 的损伤率即为对照组的 2.11 倍，且血铅含量与 DNA 的损伤程度呈显著正相关（$P < 0.01$）。

4.2.2.6　生殖发育毒性

关静坤等[21] 报道，妊娠第 8 天的孕鼠经胸腔注射 1.5 ～ 1.75ml 醋酸铅可导致卵巢出血和积液，卵巢损害和胎死率呈正相关，并对胎鼠的血管发育有损害。

李建秀等[22] 的研究表明，乙酸铅与雄性小鼠睾丸生精上皮的损伤程度及附睾管内的精子数量呈明显的剂量—反应关系，提示乙酸铅可抑制雄性小鼠的生育能力。虞敏等[23] 使用乙酸铅对雄性成年小鼠染毒，发现随着乙酸铅染毒剂量的增高，小鼠的精子计数呈减少趋势，小鼠血清和睾丸睾酮（T）浓度均呈下降趋势，血清卵泡刺激素（FSH）和黄体生成素（LH）浓度均呈上升趋势。

通过影响睾丸能量代谢关键酶 ATPase 干扰了生精细胞和精子对能量的利用，引起精子数下降；铅可能通过一氧化氮（NO）机制影响睾丸间质细胞的分泌功能，从而导致睾酮浓度降低，影响精子的发生和成熟；同时，铅染毒还可能对下丘脑、垂体、睾丸轴的性激素分泌功能造成影响，从而对雄性小鼠的生殖系统产生干扰作用。

4.3　人群流行病学资料

铅是一种多靶性毒物，可侵袭多种器官、组织、细胞及分子，对机体神经系统、血液系统、造血系统、生殖系统、消化系统、免疫系统、骨骼、肾脏、肝脏等多器官和系统具有毒性。

4.3.1　铅中毒

急性铅中毒多因消化道吸收引起，职业暴露引起的急性铅中毒较少见，但可见到亚急性铅中毒，其临床表现与急性中毒相似。急性铅中毒后口内有金属味，恶心、呕吐、腹胀、阵发性腹部剧烈绞痛（铅绞痛）、便秘或腹泻、头痛、血压升高、出汗多、尿少、苍白面容。严重者发生中毒性脑病，出现痉挛、抽搐，甚至出现谵妄、高热、昏迷和循环衰竭。此外，还可能有中毒性肝病、中毒性肾病及贫血等症状。麻痹性肠梗阻及消化道出血等也偶有所见。

职业性铅中毒以慢性者居多。长期低水平铅暴露可能对接触者造成各种各样慢性亚临床损害。非职业因素如误食、环境污染等造成的铅中毒也时有发生。因中毒程度不同，有不同的临床表现，通常呈慢性、隐匿性过程。有时可因过劳、缺钙、饮酒、饥饿、创伤、感染、发热等诱发症状加重，或出现腹绞痛或铅麻痹。

4.3.1.1　神经系统

铅是亲神经毒物，具有较强的神经毒性，通过损伤脑屏障的结构功能并进入脑实质后，造成一系列的神经系统毒性[24]，长期慢性接触可造成神经系统的损害。铅可导致的神经系统损伤包括：铅毒性脑病、听力障碍、周围神经病变和认知缺陷等。中枢神经系统是铅毒作用的重要靶器官。早期症状不明显，且无特异性，可有头昏、头痛、乏力、失眠、多梦、健忘等神经症表现。儿童对铅更为敏感，接触后可发生脑功能轻微障碍综合征，表现以多动为主，学习成绩较差。铅对周围神经的损害主要是引起直径较大的有髓纤维的轴索变性，轴索病变可表现为波幅下降，传导速度轻微变缓或正常。

（1）认知、记忆功能受损

发育期的脑细胞对铅更为敏感。在流行病学调查中，体内铅超标的儿童智商普遍下降。现在已经证实学习记忆功能与海马有关，铅可使海马细胞体积明显缩小、突起消失、胞质内基质减少以及解体坏死，细胞之间聚集成团。在现在很多报道中铅不仅直接损伤海马细胞，还可以通过影响相关蛋白的表达水平而间接影响海马区功能。

铅可减弱作业工人的记忆力，降低智力水平，且其对智力的影响早于神经传导速度减慢等其他临床症状[25]，可能是由于铅引起脑结构和代谢的改变所致[26]，铅接触者的认知障碍发生率显著高于对照组，主要表现为延迟回忆和注意力下降[27]。

近年来研究发现铅是阿尔兹海默症（AD）的病因之一[28]。凯斯威斯顿大学 South 博士在美国神经学第 52 届年会上指出："常年暴露在高浓度铅的工作场所，罹患 AD 的概率是常人的 3～4 倍"。他比较了 185 名 AD 患者和 303 名记忆良好的人，在排除教育和其他可能影响该疾患的因素后，发现高浓度铅暴露的人罹患 AD 概率是低浓度铅暴露者的 4 倍。Yun 等[29] 提出铅与散发性 AD 的发生相关。

也有学者研究发现，铅工人海马体积明显变小，有随血铅增加而缩小的趋势。铅暴露使工人海马出现了与神经元细胞丢失、损伤、细胞膜受损有关的代谢改变，提示铅暴露可能与 AD 的早期效应有关[30]。

铅可以对大脑引起明显的神经刺激作用。何淑嫦等[31] 对 35 名血铅水平为（0.92±0.50）µmol/L 的铅接触工人进行脑电波和脑电地形图测试，发现作业工人的脑电图表现为低波幅，α 主波率降低，β 主波率增多，弥散性异常和局限性异常均存在。脑电地形图则主要表现为左前颞波的功率值增高，右额极、右中央回的功率值增高，说明左前颞的神经细胞处于抑制状态，而右额极、右中央回的神经细胞处于异常兴奋状态。

神经系统的发育经历了诱导、增殖、迁移、分化、突触形成、神经元回路建立以及神经细胞死亡等一系列过程，彼此间紧密联系，有的互相重叠，其中任何环节发生错误都将损害整体功能，而铅几乎对每个环节都产生影响，使智力、学习能力、理解力下降，语言发育迟缓，注意力不集中，易冲动，多动，甚至有攻击行为，严重者导致智力低下或痴呆[32]。老年人则表现为随年龄增加出现认知下降、神经退化，提前发生老年痴呆或老年痴呆发生率增高等现象[33]。

（2）睡眠、精神障碍

铅对睡眠、精神障碍的主要影响人群是儿童。李晓华[34] 研究发现，儿童高血铅与睡眠障碍存在密切关系，高血铅水平可能是造成睡眠障碍的重要原因之一。睡眠障碍组儿童血铅水平及铅中毒发生率明显高于非睡眠障碍组儿童。

（3）神经行为功能

唐海旺等[35] 对铅冶炼厂和蓄电池厂工人研究显示，铅可干扰单胺类神经递质的代谢，从而影响行为功能，表现为接触铅者的注意力/反应速度、手敏捷性、知觉—运动速度、视觉感知/记忆力、运动速度/持久性受到一定影响。

翟桂英等[36] 对铅印刷厂字模工研究发现，在接触水平为（1.39±1.27）µmol/L 时，铅作业工人有困惑—迷茫、疲惫—惰性、紧张—焦虑等消极情感的改变。作业工人简单反应时延长，数字译码减少，目标追踪的打点总数和正确打点数减少。提示铅接触影响反应速度、操作敏捷度和心理运动功能。

Meyer-Baron 等[37] 对 12 项研究进行 Meta 分析，得出血铅浓度 < 40µg/dL 时，成人即有明显的神经行为损伤。

4.3.1.2　消化系统

消化道症状是铅中毒的敏感信号，主要表现为腹痛、食欲不振、胃肠炎、腹泻、便秘、消化不良等症状。铅可干扰锌、铜等微量元素的代谢，影响机体部分消化酶的活性。肝脏是铅体内代谢的主要器官之一，肝脏受损，胆汁分泌异常，导致机体对营养物质的消化不良。动物实验表明小鼠暴露于醋酸铅（40mg/kg），会影响肝的活性酶，损伤肝细胞，但多数学者认为只有在急性或亚急性铅中毒时，才对人体肝脏造成损害[38]。

铅在经消化道黏膜排泄过程中，可对胃黏膜产生刺激作用，破坏了调节胃黏膜细胞再生酶的活性，使胃黏膜出现炎症性变化，修补障碍。成人慢性铅中毒患者，胃黏膜病理损害检出率高达96.7%，而且慢性中、重度铅中毒患者比轻度铅中毒患者更易出现萎缩性胃炎或胃黏膜上皮和腺体萎缩[39]。

铅使肠道内一氧化氮合酶（NOS）阳性神经元数目减少，形态改变，NOS活性下降。而一氧化氮可以松弛肠道平滑肌，当NOS活性下降后，一氧化氮生成减少，肠道平滑肌处于长期紧张状态，表现为铅性腹绞痛[40]。

4.3.1.3 血液及造血系统

血液系统是铅毒性作用的靶系统，铅主要通过影响血红素合成及红细胞功能、形态的改变而引起贫血。贫血导致全身多系统、多器官缺血、缺氧，使机体的生长发育出现严重障碍。铅对红细胞，特别是骨髓中幼稚红细胞具有较强的毒作用，形成点彩细胞增加。在铅作用下，骨髓幼稚红细胞可发生超微结构的改变，如核膜变薄、胞质异常、高尔基体及线粒体肿胀、细胞成熟障碍等。线粒体中会存在大量含铁胶粒，散在于胞质，是铁失利用的结果。

铅在细胞内可与蛋白质的巯基结合，干扰多种细胞酶类活性，例如，铅可抑制细胞膜三磷腺苷酶，导致细胞内大量钾离子丧失，使红细胞表面物理特性发生改变，寿命缩短，脆性增加，导致溶血。

诸多流行病学调查研究发现，铅接触工人血铅和血锌原卟啉（ZPP）水平呈正相关[41,43]。此外，研究还发现血铅水平与血红蛋白、红细胞、血小板减少有关[44,45]。严重时，铅中毒可引起造血系统紊乱，引发骨髓增生异常综合征[46]。

4.3.1.4 骨骼

骨骼是铅进入人体后主要的蓄积器官和靶器官。铅进入人体后可直接或间接地作用于骨骼系统，破坏骨形成与骨吸收的动态平衡。由于铅在体内代谢与钙相似，当缺钙、血钙降低或由于感染、饥饿、服用酸性药物而改变体内的酸碱平衡时均可能使骨内的铅释放入血，再分布到其他组织、脏器产生毒作用。

接触铅女工在月经期、哺乳期、怀孕期及骨质疏松等生理或病理状态下，骨铅流动性增加，铅可释放入血[47,48]。妊娠及哺乳期，为满足胎（婴）儿对钙的需求，在激素作用下，母体骨钙等矿物质动员明显增加，骨铅亦随之动员入血。进入老年，随着骨钙等矿物质的丢失，骨铅释放增加。

铅会造成大鼠密质骨疏松，成骨区骨小梁形成减少，妨碍软骨内成骨作用[49]。孙毅等[50]研究发现，铅接触工人的骨密度随血铅、尿铅水平升高而下降，腰椎骨折发病率随血铅、尿铅接触水平升高而升高。

4.3.2　内分泌干扰和其他系统毒性

4.3.2.1　对脑垂体激素的影响

脑垂体是利用激素调节身体健康平衡的总开关，控制多种对代谢、生长、发育和生殖等有重要作用激素的分泌。可以通过研究铅对脑垂体分泌激素，如生长激素（GH）、促甲状腺激素（TSH）、促肾上腺皮质激素（ACTH）、卵泡刺激素（FSH）、黄体生成素（LH）、催乳素、催产素等的影响，来确定铅的健康效应。

铅接触组的 FSH（促卵泡激素）、LH（促黄体生成素）水平低于对照组，T_4（四碘甲状腺激素）水平高于对照组[51]。

生长激素 / 胰岛素样生长因子轴（GH/IGFI 轴）由生长激素（GH）、胰岛素样生长因子（IGFs）、胰岛素样生长因子受体（IG-FR）和胰岛素样因子结合蛋白（IGFBPs）组成，这些是调节儿童生长发育的主要因素。邬沃乔等[52]的实验结果显示，低水平铅暴露儿童血液 IGFBP-3 显著降低，而 GH、IGF-1 水平无明显变化，该实验推测低水平铅暴露使 IGFBP-3 的合成减少或活性下降，从而 GH 和 IGF-1 的促生长作用不能发挥，儿童的身高等发育受到影响。

此外，铅可降低男性睾酮、黄体生成素水平，并损害甲状腺功能，降低甲状腺激素分泌水平[53]。

4.3.2.2　生殖毒性及发育毒性

铅对男、女生殖系统均有不同程度的影响。女性铅接触者月经异常多见，生育力低下，自然流产、早产、死产较多见。男性铅接触者精子质量降低，其妻子易流产，所生婴儿患病率及死亡率增高。铅生殖毒性作用主要表现为：①铅能引起睾丸退行性变化，使睾丸和附睾的平均重量明显减轻；②铅可能降低精子密度和精子活力；③长期接触铅可能对雄性垂体和下丘脑产生毒性作用，致使垂体促性腺激素合成和释放受抑制；④铅可能使子宫和卵巢功能紊乱；⑤铅可使雌激素和孕激素合成减少，二者对垂体的反馈抑制减少，导致卵泡刺激素分泌增加。

（1）女性生殖毒性

对女性而言，铅不仅具有生殖毒性，还有妊娠毒性。长期接触铅作业对女性的月经、生殖及子代健康均会造成损害。长期铅暴露可引起女工月经异常率升高，抑制受精卵着床，导致着床率减低，受孕时间延长，还可导致胎儿宫内发育迟缓，表现为低出生体重等。铅可引起子宫肌肉兴奋性增高，与胎膜早破有关，因而会增加自然流产和早产的机会[54]。

妊娠期高水平铅暴露可造成不孕、流产、胎儿畸形，即使是低水平铅暴露仍可影响宫内胎儿的生长发育过程，造成畸形、早产和低出生体重等危害。

刘玮[55]对某乡镇企业152名铅接触女工和133名对照组女工的调查表明，长期在高浓度铅环境中作业的女工月经异常发生率为51.97%，自然流产率为13.8%，早产率为15.9%，显著高于对照组。铅接触组的妊娠高血压、贫血、妊娠中毒等妊娠综合征发生率显著高于对照组。周华等[56]报道，接触铅作业女工腰酸、腰痛、乏力等月经前症状、自然流产率、早产率、子代低体重儿的发生率显著高于对照组。

铅可通过胎盘转运进入胎儿体内，对胎儿孕周和出生体重产生不良影响；对胚胎产生毒作用，使自然流产和早产率增高，异常妊娠增多[62]。刘昔荣等[57]报道，铅接触可缩短孕周，孕妇产前血铅水平每增加一个对数单位，孕周将缩短0.46周；脐血铅水平每上升0.483μmol/L，孕龄将缩短0.46周。邵梅等[58]对435名铅接触女工和581名对照组女工子女出生体重进行的调查显示，铅接触组女工仅第1胎女孩的平均出生体重低于对照组，其他各胎次及男孩的出生体重与对照组相比无差别。

Meta分析发现，职业性铅暴露可增加女性痛经、周期异常、先兆流产、妊娠高血压、死产死胎、自然流产、新生儿低体重和畸形的发生率[59]，可能与其干扰下丘脑—垂体—卵巢轴正常的内分泌调节功能有关[60]。

（2）**男性生殖毒性**

铅离子对男性生殖系统具有毒性作用，能引起雄性生殖障碍，其中包括少精症、精子活动不足、精子畸形率增高、睾丸容积减少、生精停滞、生育力降低和性功能减退等[61]。

铅对睾丸有直接的毒性作用，使生精系统代谢障碍，精子生成减少，形态发生改变。对铅冶炼厂男工的横断面研究发现[63]，男工的血铅水平与其精子浓度几何均数和精子总数几何均数呈负相关；工人近期血铅水平、精子浓度、精子总数和活动精子总数与长期铅暴露呈负相关。Bellinger流行病学调查[64]显示，血铅水平持续升高达5年以上的男工，生育低体重（RR=3.85）或早产儿（RR=2.45）比对照组高，并随接触铅时间的增加而升高。

已有研究结果表明，铅可对睾丸形态和功能造成损害，从而影响精子的产生；此外，还能损害男性副性腺功能，进而影响精浆的生化特性，导致精液质量下降，表现为精子数量减少，畸形率增高和活动能力减弱。

王燕等[65]通过对我国20世纪90年代以来发表的13篇文章进行Meta分析，结论支持铅对男性铅接触作业者存在生殖健康损害，表明铅接触可引起男性阳痿率、早泄率升高，精子总数减少，精子畸形率上升和精子活动率下降。

目前铅对男性生殖内分泌系统的影响结论不一，这与研究的样本量、研究方法等不一致有关。有研究表明铅作业男工血清中睾酮（T）水平降低，黄体生成素（LH）和卵泡刺激素（FSH）水平升高[66]。也有研究却报道低铅负荷组LH含量水平明显低于对照组，而高铅负荷组与对照组无显著性差异，接触组与对照组间血清中FSH均无显著性差异[67]。鱼涛等[68]研究发现，暴露组血清中睾酮（T）的水平下降，抑制素 B 的水平升高，两者均有统计学差异（$P > 0.05$），而黄体生成素（LH）、卵泡刺激素（FSH）和雌二醇（E_2）水平未见明显变化。

在对 240 名铅接触男性（血铅水平 11 ～ 149 mg/L）的研究发现，通过多重线性回归分析可知，血铅与未成熟精子含量增高，病理性、宽的、短的精子含量上升、血浆中睾酮和雌二醇减少，精液锌和血清催乳素减少有相关性[69]。

男性长期接触铅可降低配偶受孕能力[70]。用 Cox 比例风险模型分析 251 例铅接触工人和 119 例对照，表明接触铅组和对照组生育能力无明显差异，但受孕时间延长与血铅 ≥ 400 μg/L 有统计学关联[71]。流行病学资料表明男性接触铅，其妻子发生自然流产的危险性增加[72]。

（3）子代影响

母体铅可通过胎盘进入胎儿体内，造成胎儿出生前子宫内铅暴露。秦锐等[73]认为胎儿期低水平的铅暴露可能对婴儿期的听觉神经发育产生不良影响。苏丽等[74]报道，妊娠中期血铅值与新生儿神经行为发育评分的总得分、行为能力及主动肌张力呈显著负相关，提示了妊娠中期血铅浓度（$c=0.31$ μmol/L 时）对新生儿的神经行为发育产生不良影响。

严双琴等[75]的研究发现，孕前半年父亲铅暴露与子代先天性心脏病有显著的关联性（OR=4.516）。作者认为，这可能是环境铅通过改变精子的遗传物质，导致子代发生先天性心脏病。男（雄）性铅暴露远期危害主要累及子代生长发育和神经行为功能，但目前人群资料欠缺。

4.3.2.3 肾脏毒性

肾脏是铅毒作用的主要靶器官之一，铅对肾脏的损害主要通过诱发氧化应激，大量的氧自由基可损害脂类、蛋白质和 DNA 等生物大分子，降低线粒体功能。研究发现：血铅水平的增高可增加体内脂质过氧化产物含量，降低机体抗氧化能力的作用[76]。多年的临床、实验室及流行病学研究都已证明铅中毒可引起肾脏损害。急性铅中毒可造成可逆性的肾脏近曲小管重吸收障碍。慢性铅中毒甚至可导致间质性肾炎[46]。

长期铅暴露（10 ～ 20 年）会造成近曲小管损伤或坏死，发展成慢性铅性肾病。低水平暴露下（血铅 < 10 μg/dL），铅作为肾脏危险因素的辅助因子能增加患慢性肾脏疾病的危险[77]。职业暴露人群中血铅浓度 30 ～ 40 μg/dL 时，就能发生肾功能障碍[78]。但也有部分研究得出不一样的结果，Weaver 等[79]对 800 名血铅浓度为（32±15）μg/dL 的工人研究发现，血铅浓度与尿 N- 乙酰 -β-D- 氨基葡萄糖苷酶有正相关性，而未发现与血清肌酐和肌酐清除率的关系。Muntner[80]则认为血铅水平升高是血清肌酐增加的危险因素。研究结果不一致的可能原因有：调查样本量不够大、工人健康效应偏倚、肾脏接触铅后存在超过滤机制以及研究对象的血铅水平存在差异等。

糖尿病、高血压患者对铅的肾脏毒性更加敏感[81]。铅性肾病引起的慢性肾衰是铅作业工人的主要死因[82]。在职业性铅接触人群的死亡回顾调查中，铅性肾病的死亡率居第二位。在长期接触低浓度铅人群中铅性肾病的患病率为 8.2%，即使是铅吸收状态的人群，仍存在肾功能损害[83]。

4.3.2.4　免疫系统

铅对体液和细胞免疫功能具有一定的抑制作用。毒理学研究显示，10 μg/L 的血铅虽然不足以引起临床症状，但已能损伤免疫系统。

（1）免疫球蛋白

孙鹏等[84] 对 217 名学龄前儿童进行血铅浓度筛查，发现铅中毒能刺激学龄前儿童 IgE 的产生。Karmaus 等[85] 也研究发现血铅浓度与血清 IgE 浓度呈正相关。Mishra KP 等[86] 发现铅能使血清 IgA 水平显著升高。李东阳等[87] 研究结果表明铅可抑制体液免疫功能，长期接触铅可使血清 IgG、IgM 含量降低。

（2）免疫细胞

铅对 B 细胞的影响表现为数量和抗体产生的变化；对于 B 细胞数量影响的研究，目前仍有争议。有人认为铅可以诱发 B 细胞增殖[88]，也有实验表明铅暴露使 B 细胞数量明显减少[89]。

铅对于 T 淋巴细胞的增殖和分化也存在两种观点：一种观点是铅抑制了 T 淋巴细胞的增生和分化；另一种是铅促进了 T 淋巴细胞的增殖和分化。还有人观察了铅对淋巴细胞凋亡的影响，发现铅对细胞的凋亡没有任何作用[90]。

（3）免疫功能

铅暴露能损伤人体的免疫功能，尤其是对巨噬细胞和 T 淋巴细胞，抑制迟发型超敏反应，影响细胞因子和抗原呈递细胞的代谢。对内毒素的抵抗力降低，使抗体的合成减少，从而增加了人体对细菌和病毒的易感性，降低了机体对某些传染性疾病的抵抗力。

4.3.2.5　心血管

许多研究已证实，长期铅暴露可影响人体心血管系统功能，与心脏病、高血压等疾病的发生发展有关。铅引起的心血管系统疾病包括导致高血压、贫血、心功能障碍和动脉硬化等。铅导致贫血已得到广泛认同，近年来长期低铅暴露对外周血管动脉硬化和血压的影响也越来越受到关注。但铅对心血管系统的影响是复杂的，可能与暴露浓度、暴露时间、血铅水平以及暴露者的遗传基因、性别、体质、生活习惯等因素都有关系。

（1）高血压

早在 20 世纪七八十年代，在欧洲国家已开展较多的血铅—血压的关系研究，Staessen 在 1994 年对血铅与血压的相关性进行了 Meta 分析，包括 19 篇文章 28 210 名调查对象。发现血铅与血压的相关性很小。结合所有研究，血铅浓度每增加 1 倍，收缩压增加 1 mmHg（95% 置信区间在 0.3 ～ 1.7 mmHg；P=0.008)，舒张压增加 0.7 mmHg（95% 置信区间在 0.2 ～ 1.3 mmHg；P=0.02)[91]。

Navas-Acien 等 [92] 分析了前人的研究结果，认为铅暴露与血压增高和高血压有因果关系，并发现血铅浓度每增加 1 倍，收缩压上升 0.08 ～ 0.167 kPa，与美国环保局（EPA）的研究结果一致。血铅水平升高者收缩压水平增高，并呈剂量—反应关系 [93,94]，而驱铅治疗后随血铅水平的下降，血压也随之降低，同时高血压的患病率也降低。

高血压是老年痴呆的危险因素，因为长期高血压可导致脑血管硬化，脑白质缺血、缺氧性损害，进一步加重认知功能下降是痴呆的危险因素。

（2）心功能

大量研究显示，当血铅上升至 0.6 μg/dL 时，无论儿童或成人都可造成暂时性或永久性心血管损害和功能紊乱 [95]。SCHWARTZ 对美国健康与营养调查 II（NHANES II）分析发现，左室肥大与血铅水平明显相关，说明低剂量铅暴露能引起左室肥大。

王富发等 [96] 对某冶炼厂工人进行队列分析，作业环境铅浓度测定结果表明炉前氧化铅浓度平均超过国家标准 21.3 倍，结果暴露组的心电图异常率为 41.0%，对照组为 28.0%，差异有统计学意义 ($P < 0.05$)。王庆丰等 [97] 对常熟市 6 家蓄电池厂的 354 名工人进行了研究，结果铅暴露组心电图异常率为 53.67%，对照组为 20.75%，差异有统计学意义 (χ^2=68.67，$P < 0.01$)。

4.3.3　致癌性

早在 1987 年国际癌症研究机构（IARC）将铅及其无机化合物列为可疑的人类致癌物（IIB 类致癌物）。癌变是一个涉及遗传物质及非遗传物质改变的多阶段过程。

关于铅是否对人类具有致癌性的研究已有很多，一些大的流行病研究里，没有明确发现铅可以诱导癌症发生。职业性铅接触导致癌症发生的报道较少。但另一些研究指出铅既可能对遗传物质存在直接诱变和协同诱变效应，还可通过非遗传途径发挥辅助致癌效应。

Grover 等 [98] 通过基因毒性研究表明，受铅暴露的工人的口腔上皮细胞和外周血淋巴细胞中微核数量明显增高，细胞中期的畸变频率也明显增高。Wang 等 [99] 通过流行病研究发现，处在铅暴露的环境中，癌症病死率增加。但是，在 McMichael 和 Johnson 对皮里港"铅中毒"及其他作业工人的研究中，铅中毒没有增加人类罹患癌症的风险。

4.3.3.1　肺癌

自 20 世纪 80 年代起，肺癌已成为全球范围内发病率最高的癌症，而目前中国的肺癌发生率是世界第一。

除了铅暴露，可能同时存在其他致癌因素，如铬、砷等重金属以及吸烟等习惯。此类研究的难点及局限性在于，在判定铅暴露与肺癌二者的因果关系时如何排除其他致癌因素的影响。

国外已有一些相关流行病学研究,大部分认为铅暴露与肺癌的发生未表现出明显的相关性。这些研究队列普遍缺少剂量—效应关系、吸烟的数据[100]。

Chowdhury 等[101] 对 58 368 名男性铅接触者进行了长达 12 年的随访,按照血铅水平分为 4 个组（< 5μg/dL、5 ～ 25 μg/dL、25 ～ 40 μg/dL、> 40 μg/dL）,显示血铅和肺癌、心血管疾病的死亡率有明显的相关性。

4.3.3.2　胃癌

国外有研究发现,高铅暴露作业工人与普通人群相比,罹患胃癌的概率高出 30% ～ 50%,但不能排除饮食习惯、幽门螺杆菌感染对胃癌的作用[100]。

4.3.3.3　肾脏肿瘤

职业性铅接触导致癌症发生的报道较少。Selevan 等（1985）报告熔铅工人由于肾病和肾癌的死亡率增高。Fowler BA 认为铅结合蛋白与肾肿瘤有关[102]。

4.3.4　基因多态性

4.3.4.1　ALAD 基因多态性

铅毒性作用易感性与 ALAD 基因的遗传多态性有关。在一定浓度的铅暴露条件下,ALAD 基因可使铅中毒的潜在危险性增加。ALAD 基因多态性影响个体血铅水平的程度随环境中铅接触水平的升高而增加。ALAD1-2 型基因可增加机体的血铅含量及肾毒性,对神经毒性有一定的保护作用。

4.3.4.2　HFE 基因多态性

HFE 基因多态性与铅中毒易感性相关。转铁蛋白受体与 HFE 结合,减少了其与转铁蛋白的结合,增加了转铁蛋白受体的表达。因此,HFE 蛋白可能通过影响转铁蛋白来改变对铁离子、铅离子及其他离子的吸收。

4.3.4.3　VDR 基因多态性

VDR-B 等位基因可能也是引起铅接触工人对铅易感性的因素之一。VDR 基因的多态性可通过两种途径影响铅毒性,包括影响铅在骨骼中的蓄积和骨骼铅的动员。

4.3.5　铅与其他危害因素的联合作用

铅和噪声联合作用对工人的血清超氧化物歧化酶（SOD）、丙二醛（MDA）含量的影响研究中，发现铅和噪声的联合作用对 SOD 含量影响不大，对 MDA 含量变化有统计学差异，铅和噪声联合作用可加重机体自由基损害和脂质过氧化。苯并 [a] 芘与铅单独及联合作用影响体外神经元存活率并造成胞核 DNA 损伤。铅和锰联合暴露作用影响儿童神经系统，造成智力水平明显降低。

4.4　职业接触限值

联合国粮农组织 / 世界卫生组织、食品法典委员会 1993 年在食品添加剂和污染联合专家委员会上制定了食品中铅含量的标准，建议每人每周容许摄入量在 25μg/kg 体重，以人体 60kg 计，即每人每天容许摄入量为 214μg。世界卫生组织（World Health Organization，WHO）建议铅的每日容许摄取量（Tolerable Daily Intake，TDI）为 0.007 mg/kg。国内外铅职业接触限值规定见表 4-2。

表 4-2　国内外铅职业接触限值规定一览表

国家与机构名称	职业接触限值
美国 ACGIH	铅尘时间加权平均值（Time-Weighted Average，TWA）为 0.05mg/m³，铅烟 TWA 为 0.03mg/m³
德国	最大工作场所浓度（Maximumworkplace Concentration，MAC）为 0.1mg/m³
中国	铅尘 TWA 为 0.05mg/m³，铅烟 TWA 为 0.03mg/m³
日本 (1980 年)	铅最高容许浓度为 0.15mg/m³
中国台湾	工作日（八小时）时量平均容许浓度（Permissible Exposure Limit-Time -Weighted Average，PEL-TWA）为 0.05 mg/m³

目前认为铅对人体的影响并无临界剂量，即任何剂量的铅都可能对人体有害。传统的危险度定量评价主要通过确定未观察到有害作用水平（No-Observed Adverse Effect Level，NOAEL），然后用不确定系数（Uncertainty Factor，UF）估计人与动物差异而得到参考剂量（Reference Dose，RfD），即人类对不良效应无明显危险的接触水平。

铅职业接触限值的基础是血铅水平和神经效应。铅接触标准是基于一个可测量、可检查的终点确定的，而不完全是毒性终点。

4.5　易感人群、特殊人群

4.5.1　围产期、哺乳期妇女

铅可以穿过胎盘屏障，这就意味着孕妇怀孕期间的铅暴露可以影响未出生的孩子健康，铅可能损害胎儿的神经系统，即使是低铅暴露也可能影响到婴儿的行为和智力发育，铅暴露可导致流产、死产和不孕。

妊娠期高水平铅暴露可造成不孕、流产、胎儿畸形，即使是低水平铅暴露仍可影响宫内胎儿的生长发育过程，造成畸形、早产和低出生体重等危害。铅可经由母体通过乳汁传递至乳儿，引起乳儿血铅升高。

孕期如果在工作场所接触铅，不仅可以使孕妇血铅水平升高，并可以通过母体血浆经胎盘影响胎儿的血铅水平，孕期还可能动员以往沉积在骨骼中的铅，使胎儿血铅水平增高[12]。

根据《女职工劳动保护特别规定》，作业场所空气中铅及其化合物浓度超过国家职业卫生标准的作业属于女职工在孕期、哺乳期的职业禁忌。

4.5.2　对铅作业工人子女的影响

儿童、婴幼儿血脑屏障发育尚不完全，铅暴露对其神经系统损害尤为严重。儿童长期低铅暴露可能导致其成人后血压升高和高血压患病率增加。许多研究指出，父母的铅暴露对子女健康也会造成严重的影响。湖南的一篇关于学龄前儿童血铅的研究[103]显示，父亲从事铅暴露职业为儿童血铅异常的危险因素（OR=1.314），从事铅暴露职业的父亲从工作场所把含铅的衣物带回家，增加了子女接触铅的机会，樊朝阳等的研究[104]也发现同样的结果。

一般来说，铅对儿童的影响比成年人更严重，儿童高血铅可以导致昏迷、抽搐和死亡，即使是较低的暴露水平，也可以导致智力下降和听力受损。

孩子往往在铅暴露较低水平即可表现出严重的毒性，往往通过孩子的家长从工作场所带回家的含铅尘的衣服或通过含铅油漆和铅污染的灰尘造成污染，因此父母在工作场所接触铅可导致其子代神经系统和智力发育迟缓。

美国疾病控制和预防中心（CDC）将儿童铅中毒定义的阈值水平从 100 μg/L 降低到 50 μg/L，美国大约有 45 万 1～5 岁儿童的血铅水平高于此新标准，其中有 25 万人的血铅含量大于 100 μg/L。

4.5.3　老年人（有铅职业暴露史的退休工人）

因为铅在人体内具有蓄积作用，铅进入人体后，存储在骨骼、血液和组织中，是一个持续的内部接触源。随着年龄增长，人体骨骼中的矿物质丢失造成铅从骨组织中的释放增加，这可能导致铅的内暴露增加。妇女更年期时会动员更多骨骼中沉积的铅，绝经后的妇女血铅水平高于绝经前妇女。

老年人因骨质疏松，骨铅可重新释放入血，并且老年人机体代谢率较低，与一般人群相比，铅中毒更容易诱发高血压、肾功能低下、冠状动脉硬化、阿尔兹海默症、帕金森病、肺癌等疾病。

5 职业暴露评价

铅是常见的工业原料,在工业生产和生活中应用广泛。以往的市场分析报告统计显示:2001 年以来,我国铅消费量年均增长率高达 17%。到 2010 年,我国铅产量 430 万 t,占全球的 42.5%;年消费铅 390 万 t,占全球的 40.0%。铅工业的快速发展极大地带动了经济的增长,但也带来了严峻的职业危害和环境污染形势。世界卫生组织统计,铅接触每年造成 14.3 万例死亡,每年有 60 万例儿童因接触铅而发生智力残疾,全球 0.6% 的疾病负担是由铅接触造成的。近十年来,我国工业铅中毒事件一直居于慢性中毒前三位,铅中毒预防也因此而引起社会各界高度重视。

5.1 职业接触现状和职业危害

5.1.1 我国铅的生产和使用情况

我国汽车、通信、金融、电力、交通、电动自行车等行业的快速发展,促进了铅酸电池产业的迅速发展,80% 的铅被应用于铅酸蓄电池生产。目前,中国已成为世界上最大的铅蓄电池生产和出口国。铅的生产使用分为铅制品的生产、加工制造、使用、废铅的处理四步。

由于国家对涉铅企业的管理越来越严格,大部分企业处于整治与停产状态。2011 年原环保部对 1 930 家铅蓄电池生产、组装及回收(再生铅)企业进行了全面排查,关闭了 583 家,停产整顿 405 家,停产 610 家,其中蓄电池极板加工生产企业 639 家,组装企业 1 105 家,回收企业 186 家,关停率约为 83%。在生产的 252 家企业包括极板加工生产 121 家,组装 108 家,回收 23 家。

以安徽省 97 家铅酸蓄电池生产及再生铅企业为例,30 家关闭,59 家停产整改,关停率约为 91.7%;江苏省有 158 家涉铅企业,处于生产中的企业只有 36 家;湖北省 56 家涉铅企业只有不到 20 家处于生产中,其他不是被停产就是在整治中;广东省 191

家涉铅企业，27 家被取缔或搬迁转产，134 家停产整治，3 家在建，仅有 27 家处于生产中；浙江省 328 家涉铅企业，绝大部分处于整治和停产状态；山东 124 家涉铅企业和其他各省的涉铅企业的情况基本相同。近五年来，铅酸蓄电池和再生铅企业已大大减少，逐渐转型升级，加速了锂电池产业的替代。

5.1.2　接触行业及工艺介绍

接触铅的职业与工种非常广泛，目前主要存在以下三大接触机会：

（1）铅矿开采及冶炼：工业开采方铅矿（硫化铅）、白铅矿（碳酸铅）和硫酸铅矿的过程中，可通过呼吸道和消化道接触铅，在铅冶炼时，混料、烧结、还原和精炼的过程中均可接触，在冶炼锌、锡、锑等金属和制造铅合金时，也存在铅接触。

（2）熔铅作业：铅丝、铅皮、铅箔、铅管、铅槽、铅丸等制造，旧法印刷业的铸版、铸字，电缆制造、锡焊焊接、废铅回收，均可不同程度地接触铅烟、铅尘和铅蒸气。

（3）铅化合物：蓄电池、玻璃、搪瓷、景泰蓝、铅丹、铅白、油漆、颜料、釉料、防锈剂、橡胶硫化促进剂等的制造均可接触铅的氧化物。铅的其他其化合物如醋酸铅用于制药和化工工业，铬酸铅用于油漆、颜料、陶瓷等工业，碱式硫酸铅、碱式亚磷酸铅、硬脂酸铅等用作塑料稳定剂，砷酸铅用作杀虫剂和除草剂等。

其他如艺术工作者、汽车维修工、桥梁重建工人、建筑工人、靶场指导员和枪械维护人员、画家（旧漆和商业油漆可能含有铅）、水管工和管道工、武器制造与使用者、散热器维修工、造船厂工人、固体废物焚烧炉操作人员等也可能在职业环境中接触到铅。

最常见的铅职业危害的工艺过程是：铅酸蓄电池的生产、铅冶炼、电子行业焊接等。常见的职业性铅接触行业见表 5-1。

表 5-1　铅接触行业及工种列表

铅接触行业	铅接触工种
蓄电池行业	制粉、和膏、涂板、铸板、分片、刷片、焊接、装配
铅矿采选	打眼、炮采、破碎、运输、选矿、维修
铅冶炼和其他金属冶炼	配料、投料、烧结、电解、精铸、锅炉工、打磨、除渣工、维修
电力与电子行业	保险丝、电缆制造、含铅焊锡、焊接
船舶制造与拆修	操作工、维修工
含铅耐腐蚀化工设备、管道、构件制造	下料、焊接
油漆行业、颜料行业、陶瓷行业	配料、研磨、分散、油漆等
有色金属加工业	熔炼、铸造、切割、焊接、打磨、维修
放射线防护材料制造、军火制造	切割、焊接
再生铅冶炼	拆解、熔炼、铸锭、维修
电子垃圾处理	拆解

5.1.2.1　铅酸蓄电池的生产

如图 5-1 所示[105]，铅酸蓄电池的生产过程中，接触铅尘的工种主要包括涂片、球磨、切片等工种，而接触铅烟的工种主要有炼铅、浇片等工种。而同时接触铅尘和铅烟的工种主要有总成和化成 2 个工种。

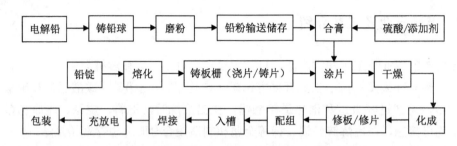

图 5-1　铅酸蓄电池制造行业主要生产工艺流程

2012 年，中华人民共和国工业和信息化部和原中华人民共和国环境保护部联合颁布了《铅蓄电池行业准入标准》以来，分三批共批准了 27 家企业继续生产。

5.1.2.2　冶炼

冶炼根据有色金属成分不同，可分为铅冶炼、锌冶炼、铜冶炼、混合有色金属冶炼等。铅冶炼的工艺为：选料→配料→投料→熔铅→加合金→搅拌→精炼→除渣→铸锭→成型。

大多数炼铁厂的金属矿石均含有铅，在炼铁冶炼过程中，铅易浮在铁水上而形成大量铅蒸气，铅蒸气随着铁水的流出扩散到空气中。

5.1.2.3　电子行业

多数电子行业都存在焊锡作业，原材料锡膏或锡丝中可能含铅，在焊锡过程中以铅烟的形式扩散到作业场所空气中。

5.1.3　职业危害及防治现状

5.1.3.1　职业性铅暴露及危害现状

随着生产工艺、卫生防护工程、职业健康教育和职业卫生管理等方面的不断进步，铅的职业暴露水平在一定程度上得到了控制。如 1956—1980 年我国蓄电池企业铅烟、铅尘的平均质量浓度分别为 2.46 mg/m³、3.32 mg/m³，2001—2008 年均降为 0.22 mg/m³，且蓄电池企业铅污染较严重的工种如浇铸、焊接、化成、磨粉灌粉、涂片、装配等的铅烟和铅尘浓度均大幅度降低[106]。淄博某蓄电池厂工作场所空气中铅平均浓度自 1951 年的 13.53 mg/m³ 到 2000 年下降为 0.20 mg/m³[107]。2005—2012 年苏州市疾病预防控制中心对该市铅作业人群开展职业健康体检，结果显示其尿铅水平逐年下降[108]。武汉市某蓄电池企业 2011—2013 年熔铅和板栅制造以及分片涂片等工种的铅尘和铅烟水平均呈下降趋势，且血铅异常率已降至 3%[109]。尽管铅的职业暴露总体上有所好转，但目前铅危害形势仍然十分严峻，诸多企业作业环境中铅超标程度仍较严重，其中最严重的铅接触行业为铅酸蓄电池生产行业。潘丽波等综合分析了 1990—2011 年发表的关于我国铅酸蓄电池企业对职业人群影响的文献，涉及 15 个省和 34 个城市，发现铅尘和铅烟的超标率分别为 0 ～ 100.0% 和 25.0% ～ 95.6%；职业工人的血铅和尿铅的超标率分别为 0 ～ 100.0% 和 4.8% ～ 74.4%[110]。钟日海等于 2014 年对惠州市 10 家蓄电池厂进行职业危害调查后发现，铅尘和铅烟的时间加权平均容许浓度（PC- TWA）为 0.109mg/m^3 和 0.259mg/m^3，超标率分别为 39.8% 和 58.1%。在进行职业健康体检的 1 531 名作业工人中，血铅 ≥ 1.90μmol/L 者达 478 名（31.2%）[111]。在某些小微型私营企业，铅的职业暴露状况更严重，对无锡市某私营铅蓄电池厂调查发现，其铅尘铅烟超标率高达 92.1%，作业工人血铅浓度超标者占 77.5%[112]。济源市某蓄电池厂铅烟浓度为 0.038 ～ 0.437 mg/m^3，超标样品数占 100%，铅尘浓度为 0.030 ～ 2.541 mg/m^3，超标样品数占 58.8%[113]。除蓄电池生产企业外，其他行业如冶金、电子制造行业也存在较严重的职业性铅暴露，如广西壮族自治区南丹县某冶炼厂 426 名作业工人的血铅超标率为 24.2%[114]。大连某 LED 灯生产线中涂膏机和贴片机作业点的铅烟超限倍数值约为 4，超过职业接触限值[115]。

职业环境中高浓度的铅尘和铅烟，严重影响着作业工人的健康。铅及其化合物可通过消化道、呼吸道和皮肤接触进入人体，与体内某些蛋白质、酶和氨基酸内的官能团结合，干扰机体正常的生理生化活动。目前认为铅对人体的影响并无临界剂量，即任何剂量的铅都可能对人体有害[116]。铅可作用于全身多个系统和器官，主要累及神经系统、血液系统、心血管系统、生殖内分泌系统和消化系统及肾脏等，还存在一定的遗传毒性。

据不完全统计，全国每年有近万人受到不同程度的职业性铅危害。铅污染不仅造成职业工人健康损伤，还对周围环境造成影响。马聪兴等[117] 对北京市某企业周边环境铅污染现状调查发现，该企业未对周边环境造成严重的铅污染，对空气的影响程度严重于土壤。但广西的一项对某冶炼厂周围农村居民膳食铅暴露水平的研究[118] 显示，该金属冶炼厂周围村民食用农产品中铅、镉膳食暴露量已明显超过每日允许摄入量，存在健康危害风险。浙江省杭州市食品中铅污染研究[119] 显示，对杭州地区销售的食品包括原粮、果蔬、畜禽产品、水产品等四大类 40 种 122 份食品等进行了铅监测，食品铅检出率为 56.56%。可见，铅危害不仅是一项职业卫生问题，也是环境卫生的问题。

铅暴露不仅对职业人群的健康有危害，对环境及其他人群健康也有显著的影响。广东河源紫金县一家电池企业污染周围环境，致 136 人血铅超标，59 人铅中毒。工业区周边铅污染严重，住址与工厂距离近（＜ 600m）是工业区周边儿童血铅增高的主要影响因素[121]。近年来，李恒新对某铅污染企业周边儿童的铅中毒情况进行流行病学调查，发现 221 例儿童高铅血症检出率 66.06%，铅中毒检出率 32.13%[122]。

近年来，因铅蓄电池企业污染引发的血铅事件频发，为铅蓄电池制造行业敲响了警钟。尤其在广东、江苏、浙江等地因血铅问题引发一系列群体性事件。在全国各省的铅中毒数据显示，湖北省部分企业的铅危害非常严重[120]。2014 年，湖北省 199 例铅及其化合物中毒患者中高达 98.99% 的案例发生在襄阳市和黄石市，两市分别为 147 例（占 73.87%）和 50 例（占 25.13%）。147 例襄阳市的铅中毒病例均来自于 7 家私营企业，91.16% 的患者为男性，年龄最小的 21 岁，工龄最短的只有 4 个月。结合职业健康检查资料分析后发现，某用人单位铅中毒的患病率高达 40.43%[120]。

5.1.3.2 防治措施

严重的职业性铅暴露，引起了社会各界对铅污染防治的高度重视，目前主要从企业工艺改革、落实卫生防护措施、加强健康监护、提高工人职业卫生防护意识等方面进行综合治理。

（1）改善生产工艺，降低铅尘和铅烟的浓度是根本措施

蓄电池行业应优先采用内化成工艺，淘汰外化成工艺，板栅工艺采用重力浇灌方式，集中供铅。加强自动化程度，如和膏工序采用自动加料、自动控制搅拌速度和温度，极群焊接中尽可能少地采用手工焊接等[123]。

（2）落实职业防护措施

科学设置局部排风设备，合理确定 / 修正控制风速是有效控制铅烟（尘）危害的关键措施[124]。铅尘密度较大，下吸罩是最佳防护罩形式[125]。此外，保证一定的通风量对铅浓度的控制也至关重要。对惠州市 2 所铅酸蓄电池企业浓度超标岗位的通风系统进行吹吸式排风改造后，包板、烧焊检测点的控制风速、排风罩风量、罩口面积、罩口的平均风速分别提升到 2.20 m/s、2.00 m/s；44 327.6 m³/h、441 427.0 m³/h；4.80 m²、4.80 m²；2.26 m/s、2.57 m/s 后，铅尘的合格率由 74% 提高到 94%，作业人员血铅浓度显著低于改造前[126]。此外，采用密闭罩、在外部排风罩周边加设围挡、缩小铅尘（烟）的逸散范围也是有效控制铅尘（烟）危害的关键措施[127]。另外，通风系统应适时维护，防止通风管道堵塞或破损，保证设备正常运行[126]。

（3）开展职业健康监护与管理

加强健康教育，改善卫生行为，是预防低剂量慢性职业性铅中毒的有效途径之一[128]。应有效提高工人职业卫生知识水平，促进其对职业病危害因素的重视，改善卫生行为习惯和态度。对某电池企业 146 名铅作业工人实施健康教育干预，发现干预后，工人的职业卫生法律知识及铅危害专业知识知晓率均上升了近 40%，工人个人防护用品使用率及正确使用率接近 100%，比干预前上升约 30%，干预后血中铅浓度较干预前平均降低 20.2%[129]。此外，合理膳食也有助于降低血铅水平，应平衡铅作业工人膳食营养，增加能量和维生素 B_2 的摄入[130]。

总之，对铅职业接触的防治应采用工程防护措施、健康促进、建立膳食平衡等多

种途径相结合的复合式干预模式，努力降低企业的职业健康风险和因此带来的经济损失，实现可持续发展。

5.1.4　存在的主要问题

（1）用人单位的相关领导及当地行政部门并未对铅危害问题引起足够重视，企业片面追求经济利益，不重视职业病防治工作的情况，职业卫生管理能力不足、力度不够，工作不规范。

（2）中小规模企业不重视作业环境和劳动条件的改善，为节约成本，未在作业场所相应岗位配备职业病防护设施，或者不能保证防护设施满负荷运行；未落实建设项目职业病防护设施与主体工程同时设计、同时施工、同时投入生产使用的"三同时"要求。

（3）企业未进行建设项目职业危害预评价和控制效果评价，厂房设计不合理，职业卫生管理体系不健全，职业卫生监管缺失等都为职业病发生埋下了隐患。

（4）企业缺乏职业卫生培训和教育，使得铅作业者薄弱的自我防护意识得不到有效地提高，错误的防护用品佩戴，使用方法得不到正确指导，不良的个人卫生习惯得不到有效改善，从而造成铅作业者中毒发生率未能呈现明显的下降趋势。

5.2　职业环境监测

5.2.1　概述

职业环境监测是对作业者作业环境进行有计划、系统地监测，分析作业环境中铅及其化合物的性质、浓度及其在时间、空间的分布及消长规律。职业环境监测是职业卫生的重要常规工作，按照《中华人民共和国职业病防治法》的要求，用人单位应当实施由专人负责的职业病危害因素日常监测，并确保监测系统处于正常运行状态。用人单位应当按照国务院安全生产监督管理部门的规定，定期对工作场所进行职业病危害因素检测、评价。通过职业环境监测，既可以评价作业环境的卫生质量，判断是否符合职业卫生标准要求，也可以估计在此环境下劳动的作业者的接触水平，为研究接触—反应或效应关系提供基础数据。

5.2.2　监测对象

铅烟：铅加热到 400～500℃时会有铅蒸气逸出形成铅烟，在用铅锭制造铅粉和极板的过程中都会有铅尘散发，其直径小于 1μm，属于呼吸性粉尘，对人体有较大的危害。

铅尘：含金属铅或铅化合物的粉尘就称为铅尘，可通过呼吸道、消化道和皮肤进入机体，导致一系列器官和系统的损伤。

5.2.3 空气样品的采集

（1）主动采集：通过动力系统，主动收集一定量空气样，富集其中污染物。应用动力系统的主动采集，可以从大量空气中，将有害物质吸收、吸附或阻留下来，使原来低浓度的物质得到浓缩，适合于检测空气中含量较低的有害物质。由于车间空气中有害物浓度通常都较低，所以这是一种主要采集方式。

采样装置一般由采集器、流量计和采气动力三部分组成。采气动力设备吸引现场空气使之通过采样器，有手抽桶、离心泵、薄膜泵等多种类型；流量计按采样所需空气流速和采气量选用适当的设备装置，多采用转子流量计，且需先校正。

（2）滤料阻留法：该方法是将过滤材料（滤纸、滤膜等）放在采样夹上，用抽气装置抽气，则空气中的颗粒物被阻留在过滤材料上，称量过滤材料上富集的颗粒物质量，根据采样体积，即可计算出空气颗粒物的浓度。

滤料采集空气中气溶胶颗粒物基于直接阻截、惯性碰撞、扩散沉降、静电引力和重力沉降等作用。有的滤料以阻截作用为主，有的滤料以静电引力作用为主，还有的几种作用同时发生。滤料的采集效率除与自身性质有关外，还与采样速度、颗粒物的大小等因素有关。低速采样，以扩散沉降为主，对细小颗粒物的采集效率高；高速采样，以惯性碰撞作用为主，对较大颗粒物的采集效率高。空气中的大小颗粒物是同时并存的，当采样速度一定时，就可能使一部分粒径小的颗粒物采集效率偏低。

常用的滤料有纤维状滤料，如滤纸、玻璃纤维滤膜、过氯乙烯滤膜等；筛孔状滤料，如微孔滤膜、核孔滤膜、银薄膜等。选择滤膜时，应根据采样目的，选择采样效率高、性能稳定、空白值低、易于处理和利于采样后分析测定的滤膜。铅烟、铅尘的采集使用微孔滤膜。

采样的准备工作应在无污染区进行，原则上不应在采样现场装滤料，特别是采样时间非常短的时候。在现场采样前，应检查采样用的收集器是否被污染，整套采样装置连接是否漏气以及流量计的流量是否准确。注意采样流量不能随意改变，采样过程中注意保持恒定。

样品采集后，要妥善保存。样品在运输和保存过程中，应防止样品的污染、变质和损失。滤膜样品应将滤膜的接尘面朝里对折两次，放入清洁纸袋中；用滤膜盒的则装在盒内保存。送交实验室检测时要认真交接，避免差错。

5.2.4　采样与分析方式

5.2.4.1　采样方式

目前，常用的采样方式有个体采样和定点采样两种。

个体采样是将样品采集头置于作业者呼吸带内，可以用采样动力或不采样动力（被动扩散）。通常采样仪直接佩戴在工人身上。如果采样仪器由检测人员携带，则应与作业者同行，此方法又名呼吸带跟踪采样。个体采样紧紧围绕作业工人，是反映工人接触水平的最佳方式。个体采样对采样动力要求较高，需要能长时间工作且流量要非常稳定的个体采样仪。因受采样泵流量有限或被动扩散能力限制，个体采样不适用于采集空气中浓度非常低的化学物。

定点采样是将采样仪固定在车间某一区域，是该区域环境质量的直接反映。由于采样系统固定，未考虑作业者的流动性，定点区域采样难以反映作业者的真实接触水平。以往经验表明，定点区域采样结果与个体采样结果并不一致，两者之间并无明显的联系。但可以结合工时法，记录作业者在每一个采样区域的停留时间，再结合定点区域采样结果，估算作业者接触水平。

采样方式决定后，还要考虑每一个工作班次如何测定问题。测定方式的选择，应从实际工作条件、样品分析方法的可能性等来考虑，包括：①全天一个样品测量，即采样从工作开始至工作结束，采样头只有一个。此时最好的采样方式是个体采样。②全天连续多个样品测量，在一天内采集多个样品，每一个样品的采样时间不一定相同，但采样时间总和应等于作业者 1 天的工作时间。③部分时间连续多个样品测量，采样与全天连续多个样品测量相同，但采样总时间未达到整个工作日时数。④瞬（短）时多个样品测量，每一个样品采样时间都在 0.5h 以内。

从理论上讲，样品数量越多，对统计学分析越有利。全天连续多个样品测量是最佳的测量策略，以此所得的接触水平或浓度变化的估计可信限范围窄。结合实际工作情况，目前最多采用的是全天两个样品。

部分时间连续多个样品测量，主要问题是对未取样的时间怎样处理，严格地讲测得的结果仅代表采样时间的浓度水平。尽管可通过统计学方法推断非采样时间的浓度变化，但要保证这一推断恰当合理，采样时间应超过工作时间的 70% ～ 80%，例如，每天工作 8h，采样至少需 6h。

瞬（短）时多个样品测量，在 4 种测量方式中最差，是测量时间加权平均浓度（TWA）的最低要求。若作业者操作点基本固定，一天至少要采 8 ～ 11 个样品，若作业者有多个操作点，则每一操作点要采 8 ～ 11 个样品，并记录在此点工作时间；若作业者在某一操作点时间很短，未采到 8 ～ 11 个样品，那最长时间的操作点应多采。采样时间应随机地选择，不能带有主观性。

5.2.4.2　分析方式

推荐使用火焰原子吸收光谱法。分析步骤如下：

（1）对照试验：将装好微孔滤膜的采样夹带至采样点，除不连接空气采样器采集空气样品外，其余操作同样品，作为样品的空白对照。

（2）样品处理：将采过样的滤膜放入烧杯中，加入 5ml 消化液，盖上表面皿，在电热板或电沙浴上缓缓加热消解，保持温度在 200℃左右，至溶液无色透明近干为止。用硝酸溶液将残液定量转移入具塞刻度试管中，并稀释至 5ml，摇匀，供测定。若样品液中铅浓度超过测定范围，用硝酸溶液稀释后测定，计算时乘以稀释倍数。

（3）标准曲线的绘制：取 6 只 50 ml 容量瓶，分别加入 0.00 ml、1.25 ml、2.50 ml、5.00 ml、7.50 ml 和 10.0 ml 铅标准溶液，各加硝酸溶液至 50.0 ml，配成 0.00 μg/ml、2.50 μg/ml、5.00 μg/ml、10.0 μg/ml、15.0 μg/ml 和 20.0 μg/ml 铅浓度标准系列。将原子吸收分光光度计调节至最佳测定状态，在 283.3 nm 波长下，用贫燃气火焰分别测定标准系列，每个浓度重复测定 3 次，以吸光度均值对铅浓度（μg/ml）绘制标准曲线。

（4）样品测定：用测定标准系列的操作条件测定样品溶液和空白对照溶液；由测得的样品吸光度值减去空白对照吸光度值后，由标准曲线取得铅浓度（μg/ml）。

（5）计算

① 按式（5-1）将采样体积换算成标准采样体积：

$$V_0 = V \times \frac{293}{273 + t} \times \frac{P}{101.3} \qquad (5\text{-}1)$$

式中：V_0——标准采样体积，L；

V——采样体积，L；

t——采样点的温度，℃；

P——采样点的大气压，kPa。

② 按式（5-2）计算空气中铅的浓度：

$$C = \frac{5c}{V_0} \qquad (5\text{-}2)$$

式中：C——空气中铅的浓度，mg/m³；

5——消解后样品溶液的体积，ml；

c——测得样品溶液中铅的浓度，μg/ml；

V_0——标准采样体积，L。

③ 时间加权平均容许浓度按《工作场所空气中有害物质监测的采样规范》GBZ159—2004 规定计算。

5.2.5　监测策略与方法

为全面了解同一车间内工人接触水平或者同一车间内不同工作区域的环境质量，

必须要考虑环境监测的策略问题。

5.2.5.1 个体采样

同一车间若有许多工种，每一工种的操作工都要监测。作业者即使在同一班组或工种作业，受作业者不同作业习惯、不同作业点停留时间等影响，不同个体间接触水平差异仍然较大。为了能代表一个班组的作业者的接触水平，同一工种若有许多作业者，应随机地选择部分作业者作为采样对象，最好是全部作业者。若班组人数少于 8 人，则每人都要采样；如班组人数多于 8 人，则根据表 5-2 确定应采样人数。如遵照执行，从数理统计角度考虑可保证能检测出最高水平接触。表 5-2 要求较《工作场所空气中有害物质监测的采样规范》（GBZ 159—2004）更加严格。

表 5-2   同一班组（工种）中不同作业者数应监测的作业者数

班组人数	应采样人数
8	7
9	8
10	9
11 ～ 12	10
13 ～ 14	11
15 ～ 17	12
18 ～ 20	13
21 ～ 24	14
25 ～ 29	15
30 ～ 37	16
38 ～ 49	17
50	18
50 以上	22

5.2.5.2 定点采样

一个工作班次内的定点采样监测非常复杂，涉及采样位置、采样时间频段以及采样频度的设计，理论上最好能涵盖工人在每一工作岗位上的全部时间，事实上因为技术难以达到和实际工作量非常大，往往会做一些简单化。简单化后的监测策略可以参照《工作场所空气中有害物质监测的采样规范》（GBZ 159—2004）。

通常监测点应设在有代表性的作业者接触有害物地点，尽可能靠近作业者，又不影响作业者的正常操作。在监测点上设置的采样头应设在作业者工作时的呼吸带，一般情况下距地面 1.5m。一般可根据产品的工艺过程、不同操作岗位和工序，凡有待测物质逸散的作业点，都应分别设点。一个车间内若有 1 ～ 3 台同类生产设备，设 1 个监测点，4 ～ 10 台设 2 个点，10 台以上则至少设 3 个点。仪表控制室和作业者休息室内一般设 1 个点。

定点采样一次采样时间一般为 15 ～ 60min。最短采样时间不应少于 5min；一次采样时间不足 5min 时，可在 15min 内采样 3 次，每次采集所需空气样品体积的 1/3。

在每个监测点上，每个工作班次（8h）内，可采样 2 次，每次同时采集 2 个样品。在整个工作班次内浓度变化不大的监测点，可在工作开始 1h 后的任何时间采样 2 次。在浓度变化大的监测点，2 次采样应在浓度较高时进行，其中 1 次在浓度最大时进行。

根据定点采样结果，应用工时法估算作业者接触水平，除了要记录好作业者在每一岗位（应都是监测点）停留时间，还要做好该监测点的浓度检测工作。此时上述的简单策略不再适用，最好能全班次监测，取得能代表该点有害物浓度的数值。

5.2.5.3　长期监测

生产环境空气中有害物质的浓度及其在时间、空间的分布，会随着生产工艺过程、劳动过程及外界环境条件的变化而变动，在不同时间环境监测的数据可以变化很大。因此，简单地用一天（个）数据说明问题是不够的，应尽量符合统计学上的最低样本要求。

《工作场所职业卫生监督管理规定》中提到：存在职业病危害的用人单位，应当委托具有相应资质的职业卫生技术服务机构，每年至少进行一次职业病危害因素检测；职业病危害严重的用人单位，除遵守前款规定外，应当委托具有相应资质的职业卫生技术服务机构，每三年至少进行一次职业病危害现状评价。《工作场所空气中有害物质监测的采样规范》（GBZ 159—2004）中提到：对于建设项目职业病危害控制效果评价、用人单位职业病危害现状评价需要连续采样 3 个工作日。

对于一组长期监测数据，可根据它们的分布特点，用适当的模型描述其集中趋势和离散程度。经验表明，这些数据的分布肯定不符合正态分布，因此简单地用算术均数和标准差表示并不合适。若数据不多，可以用中位数和百分位数表示。

对于定点采样数据，不主张不同监测点合并表示。因为监测点的选择至关重要，如浓度低的监测点数据多，会掩盖问题的严重性；如浓度高的监测数据多，往往会夸大问题的严重性。对每一个监测点可以计算出平均水平和离散程度，可进一步结合工时法估计车间作业者的接触水平，利用相似接触组的概念，估算出整个班组每一位作业者的接触水平。

5.3　生物监测

5.3.1　生物监测样品的选择

最常用的生物监测样品有尿、血和呼出气。生物监测样本的选择主要根据被测化学物的毒代动力学特性、样品中被测物的浓度以及分析方法的灵敏度。此外，还应考虑采样和样品保存的难易程度等因素。

5.3.1.1　尿铅

因为尿样无损伤性，易于被接受，故是最常用的生物样品之一，尿样适合于检测有机化学物的水溶性代谢产物及某些无机化学物。根据化学物在体内半减期以及是否在体内蓄积等，确定采尿时间。同时，尿中被测物的浓度需用尿比重或尿肌酐来校正。对于尿比重大于 1.030 或小于 1.010 和尿肌酐浓度小于 0.3g/L 或大于 3g/L 的尿样应慎重使用。尿的测定结果可能受肾功能的影响，对于肾病患者，不宜用尿样进行监测。尿样采集过程还应注意来自环境的污染。如测定尿中微量重金属时，采尿容器等须在使用前，作金属本底值分析和处理。尿铅是反映近期铅接触水平的敏感指标之一，收集样品方便，临床应用多年。但尿铅波动较大，且影响因素较多，国外对其诊断价值不太重视，但认为其作为生物监测指标还是有用的。国内近年来在尿铅方面做了大量工作，积累了丰富的经验，多认为它与空气中铅浓度、血铅、尿 ALA、EP、ZPP 均呈显著相关，与症状有一定相关，是观察驱铅效果的最好指标，又是一项对机体无损伤的检查方法。但测定方法、留尿时间与污染等因素直接影响测定结果。

5.3.1.2　血铅

血液是机体转运外源性化学物的主要载体。大多数无机化合物或有足够生物半减期的有机化合物都可以通过血样来监测。测定血液中的原形化合物比测定其在尿中的代谢物更具有特异性。同时，血液组成成分相对稳定，血中被测物的水平通常可反映化学物的近期接触水平。有蓄积性的毒物血中浓度主要反映机体的负荷。根据监测物质在血液不同组分中的分布规律，可确定采集全血、血清、血浆还是红细胞以及选择哪种抗凝剂更合适。但采血因具损伤性，没有尿样使用广泛，且血样的储存条件和分析前处理要求较高。血铅是反映近期铅接触的敏感指标，血铅与其他指标相关性较高，且血铅浓度与中毒的程度密切相关。评价其他指标时常以血铅为准。

5.3.1.3　呼出气

呼出气的监测仅限于在血中溶解度低的挥发性有机化合物或在呼出气中以原形呼出的化学物监测。呼出气中挥发性物质的浓度与采样时血液浓度成一定比例，在血中半减期短的化学物其呼出气检测会受到一定限制。采集呼出气时，应注意区别混合呼出气和终末（肺泡）呼出气。混合呼出气指尽力呼气后，尽可能呼出的全部呼出气。终末呼出气指先尽力吸气并平和呼吸后，再用最大力量呼出的呼出气。因为混合呼出气包括了呼吸道的无效腔体积（大约 150 ml）。通常在接触期间，混合呼出气中毒物的浓度大于终末（肺泡）呼出气；接触结束后，混合呼出气中浓度小于终末（肺泡）呼出气。选择呼出气的优点是无损伤性，其主要缺点是易污染，波动大，采样时间要求非常严格。

5.3.1.4　其他材料

测定乳汁和脂肪组织可反映亲脂毒物的负荷，也可用于评价毒物是否影响新生儿。由于活体检测技术的开发，体内的靶部位原位研究也有了很大发展，如用 X 线荧光方法测定骨铅、中子活化法测定肾皮质及肝脏中的镉，但目前这种方法尚未用于常规检测。

骨铅水平是反映铅负荷状况的理想指标，骨铅可以作为累积接触的生物标志，能预测与铅接触有关的生物效应。唾液铅（SPb）作为铅暴露的可靠的生物标志还没有被普遍接受，因为唾液铅测量仍不准确。唾液铅来源于血浆中未与蛋白结合的铅，其测定的优点在于样本采集方便无创，缺点在于受到饮食前后唾液流量的影响，一天内唾液中的铅离子浓度变化大，且结果的重复性以及可靠性不高，从而难以准确测定唾液铅含量。另外，唾液中铅含量水平较其他指标低很多，本身就限制了其独立作为生物标志物的运用。早期的研究表明唾液铅（SPb）、血铅（BPb）和尿铅（PPb）水平三者有关联；随后的研究显示唾液中的含铅量（SPb）确实和铅对环境的污染之间有明确的关系。发铅（HPb）作为生物标志还存在很大争议，头发是一种生物标本，比较容易收集，可以以最小的成本储存和运送到实验室进行分析。头发具有取样无创、运输保存方便的优点，但缺点在于难以分辨发铅是内源性的还是外源性的，内源性的铅可通过血液直接进入毛囊，也可沿着内根鞘进入发中；外源性的铅可黏附在头发表面进而扩散入发中。外源性黏附清洗不彻底会有残留，影响对发铅值的测定。此外，发铅浓度还与地理环境、个人生活习惯、种族等因素也有关，因此很难确定发铅的参考范围。指甲铅（NPb）作为生物标志也有很多优势，尤其是无创性和简单的标本收集方法，样品非常稳定且不需要特殊储存条件。指甲铅被认为是长期铅暴露的良好生物标志，因为指甲本身不参与体内代谢。脚趾甲相对手指甲来说受到外源性的铅污染可能性更小，更适用于铅暴露水平的测定。其优点在于与发铅、唾液铅测定一样方便、无创、样本易运输与保存；缺点在于经过反复严格的清洗重复性仍然很差。

5.3.2　生物标志物筛查与验证

生物标志物是指反映生物系统与外源性化学物、物理因素和生物因素之间相互作用的任何可测定指标。根据生物标志物代表的意义，又可将其分为接触性标志物、效应性标志物和易感性标志物。一般来讲，生物监测的主要内容是经过验证的生物标志物。

5.3.2.1　接触性生物标志物

接触性生物标志物反映机体生物材料中外源性化学物、其代谢产物、外源性化学物与某些靶器官或靶分子相互作用产物的含量。接触性生物标志物如与外剂量相关或与毒作用效应相关，可评价接触水平或建立生物接触限值。接触性生物标志物可以进一步分为反映内剂量和生物效应剂量两类标志物。内剂量表示吸收到体内的外源性物质的量，包括细胞、组织、体液或排泄物中原形或者代谢产物的含量（血铅可以反映接触铅的内剂量水平）。生物效应剂量是指达到机体效应部位并与其相互作用的外源性物质或代谢产物的含量，包括外源性物质或代谢产物与白蛋白、血红蛋白、DNA 等生物大分子共价结合，或者蛋白与 DNA 交联物的水平。由于直接测定效应部位或靶部位的剂量十分困难，因此，常使用替代生物标志物水平推测靶部位的剂量。

5.3.2.2　效应性生物标志物

效应性生物标志物指机体中可测出的生化、生理、行为或其他改变的指标，又可进一步分为反映早期生物效应、结构和 / 或功能改变及疾病三类，其中前两类效应性生物标志物在生物监测中对预防工作具有重要意义。早期生物效应一般是指机体接触环境有害因素后，出现的早期反应。

例如，铅接触可抑制 δ- 氨基 - γ - 酮戊酸脱水酶（δ-ALAD）活性和血红素合成酶活性，表现为尿 δ- 氨基 - γ - 酮戊酸（δ-ALA）含量和血中锌原卟啉（ZPP）水平增加等。

δ- 氨基乙酰丙酸脱水酶（δ-ALAD）是接触低浓度铅时反应最为灵敏的指标。血铅浓度在 50 ～ 400μg/L 范围内时，lgBPb 与 ALAD 呈良好的线性关系，但血铅浓度大于 400μg/L 时，ALAD 活性下降进入平台期，下降速度缓慢，与血铅浓度无线性关系。由于其敏感性太高，不适于作诊断指标，可作为环境评价与就业前的体检指标。

红细胞中游离原卟啉（FEP）与锌原卟啉（ZPP）是反映卟啉代谢非常灵敏的指标，其浓度可代表铅对造血系统的影响。轻度铅吸收患者血中 ZPP 值变化与自身尿铅含量变化成正比，ZPP 值随驱铅治疗而逐渐下降，在无缺铁性贫血情况下，能较快恢复至正常，与临床表现一致。ZPP 值不仅能配合尿铅、血铅作为铅中毒诊断的可靠指标，而且对铅接触者普查和生物监测铅的毒作用也是一项很有用的初筛指标。

5.3.2.3　易感性生物标志物

易感性生物标志物包括反映机体先天遗传性和后天获得性两类。参与环境化学物代谢酶的基因多态性会影响酶的活性，属遗传易感性标志物；环境因素作为应激原时，机体的神经、内分泌和免疫系统的反应性及适应性，也可反映机体的易感性，属于获得性易感性标志物。在职业卫生领域，易感性生物标志物主要用于筛选敏感人群，以采取针对性的预防和保护措施。此外，易感性生物标志物对于提高危险度评价的准确度和精确度也有重要意义。

需要指出的是，将生物标志物进行分类只是为了表述方便和应用研究。从外源性化合物进入体内到产生疾病是一个多阶段、连续而有机的过程，根据研究目的，同一标志物可以划分为不同的类别。选择生物标志物时，需要考虑：①该指标与研究的生物学现象之间的关联性；②能反映早期和低水平接触所引起的轻微改变以及多次重复低水平接触累加引起的远期效应（灵敏度和特异度）；③受检对象可接受程度（实用性和准确性）。

5.3.3　生物接触限值

生物接触限值是指接触有害化学物劳动者生物材料（血、尿、呼出气等）中化学物或其代谢产物或其引起生物反应的限量值。职业接触生物限值主要用于保护绝大多数劳动者健康，不能保证在该限值下每个劳动者都不产生任何健康损害效应。职业接触铅的生物限值与非职业接触的人群中可检测到铅的参考值有所不同，不能混淆。

目前，我国铅及其化合物的职业接触生物限值为 2.0 μmol/L（400 μg/L），表 5-3 列出了 WHO 及相关国家的限值标准。

表 5-3　职业接触铅及其化合物的生物限值 [血铅，μmol/L（μg/L）]

国家与机构名称	男性	育龄妇女	儿童
中国（1999）	2.0（400）	2.0（400）	—
中国（2006）	—	—	（200）
WHO（1980）	1.9（400）	1.45（300）	—
瑞典（1994）	2.5（520）	0.96（200）	—
英国（1981）	3.86（800）	1.9（400）	—
英国（1986）	3.38（700）	1.9（400）	—
德国（1984）	3.38（700）	2.17（450）	—
德国（1992）	3.38（700）	1.45（300）	—
欧共体（1982）	3.38（700）	3.38（700）	—
南斯拉夫（1986）	2.9(600)	2.41（500）	—
美国（1978）	3.38（700）	2.41（500）	—
美国 OSHA（1990）	1.9（400）	1.9（400）	—
美国 ACGIH（1991）	2.41（500）	2.41（500）	—
美国 ACGIH（1996）	1.45（300）	1.45（300）	—
美国 CDC（1985）	—	—	1.2（250）
美国 CDC（1990）	—	—	0.72（150）
美国 CDC（1992）	—	—	0.48（100）

5.3.4　生物监测结果的解释和局限性

5.3.4.1　生物监测结果的解释

（1）个体评价：将所得的结果与生物接触限值或合适的参考值进行比较。必须注意的是，由于个体对化学物质的易感性不同，即使生物监测结果低于生物接触限值，也不能保证所有个体均没有健康损害效应发生。某些情况下，考虑到接触个体之间的变异性，可将其接触数据与该个体前期接触数据相比较。

（2）群体评价：生物监测结果可以在群体基础上进行比较，即通过群组数据的统计分析做出评价。对属于正态分布的数据，应给出平均值、标准差和范围；如为对数正态分布，应给出几何均值、几何标准差和范围或中位数、90% 和 10% 位数和范围。对不属于正态分布（包括几何正态分布）者，可给出中位数、90% 和 10% 位数和范围。

如果所有人的测得值都在生物接触限值以下，可以认为工作环境是符合职业卫生要求的。如果绝大部分人或全部测得值都高于生物接触限值，说明总的接触环境不符合职业卫生要求，必须综合治理。如果大部分人的测得值都在生物限值以下，而少数人测得值远高于生物接触限值，可能有两种情况：一种是这少数人的工作岗位，暴露于较高浓度水平的危害因素；另一种是如果所有人的环境暴露水平相似，少数人生物监测结果偏高，则可能是不良的生活习惯、不注意个体劳动保护或非职业接触因素和个体的遗传易感性所致。

5.3.4.2　生物监测的局限性

（1）生物监测方法学有待完善：生物监测不能反映车间空气中化学物瞬间浓度变化的规律。生物监测的对象是人，监测对象依从性的问题值得重视，因此，所用的方法应不给监测对象带来不便和痛苦，更不能损害健康。目前真正有价值、能反映实际接触水平，特别是反映生物效应剂量的监测指标尚不多；反映有关生物监测指标与外环境接触水平及生物学效应之间关系的指标则更少；某些在理论上可用作生物监测的指标由于采样困难或分析技术的原因，仍不能在实际工作中推广和应用。今后在生物监测领域，除要继续加强化学物代谢动力学和毒效动力学等基础研究、确定已有生物监测指标与接触水平及健康损害之间关系以及研制标准化的分析技术和方法以外，明确血、尿、痰等替代物测定分析结果与到达靶器官或靶组织作用剂量以及效应关系也应列入工作重点，同时还需加速职业接触生物限值卫生标准的研制和推广应用。

（2）生物监测指标个体间差异较大，影响因素较多：由于生物监测综合了个体间接触毒物的差异因素和毒物代谢过程的变异性，个体间的生物多样性必然会影响代谢的各个过程。另外，在实际工作中，劳动者往往会接触到不同的职业性有害因素，当劳动者同时接触几种毒物时，一种毒物的代谢过程可能会影响另一种毒物的代谢。同时，检测结果还受生物样品采样时间、运输和保存等条件影响，如样品采集、运输和保存过程中样品水分蒸发、样品分解、沉淀、吸附和污染等，血液样品中脂肪含量、水分以及被测物分布的差异，尿样比重、肌酐浓度和采样时间的影响，机体患有肝、肾疾病对外源化合物代谢的影响等。因此，生物监测结果的解释远比环境监测结果的解释复杂。

但综合生物监测的优点及目前的发展趋势，在职业卫生技术服务领域，生物监测的发展前景仍令人期待。

5.4　职业卫生调查

职业卫生调查是在工矿企业等工作场所进行的调查，通过听取介绍、现场观察和查看有关资料、口头询问、环境监测、健康检查以及资料分析等方法获取职业性有害因素性质、种类、来源和职业人群接触状况以及对职业人群健康损害情况等资料，以了解作业场所劳动条件及其对职业人群安全、健康和工作效率的影响，为改善劳动条件提出预防措施，为制定和修订职业卫生标准提供科学依据。职业卫生调查是识别、评价职业性有害因素的必要手段之一，也是实施职业卫生服务和管理的基本方法之一。根据调查目的不同，职业卫生调查可分为职业卫生基本情况调查、专题调查和事故调查三大类。

5.4.1　职业卫生基本情况调查

5.4.1.1　调查目的

职业卫生基本情况调查是对工矿企业有关职业卫生基础资料的全面详细调查，目的是建立工矿企业职业卫生档案。《中华人民共和国职业病防治法》规定，用人单位应建立、健全职业卫生档案。

5.4.1.2　调查内容

（1）基本情况：单位名称、注册类型、行业分类、建成（投产）时间、地址、通信方式、法人代表、分管负责人、现在岗职工总数、男女职工人数、产品种类、有害职业的分布、接触有害因素的人数、职业卫生管理状况及职业卫生组织人员网络概况等。

（2）主要工作场所的劳动条件：单位总平面示意图，主要车间、工段和工种的建筑设计布局是否合理，相邻车间有无相互影响，采光照明、车间微小气候状况是否符合卫生要求。

（3）主要产品和工艺流程：包括生产工艺流程图、有害因素分布图、原辅材料清单、生产设备清单等。

（4）职业病防护设备及其使用、维修等情况：针对职业性有害因素所采用的建筑设计和职业病危害防护设施，如通风、除尘排毒净化系统、噪声及其他物理因素的防护设施，使用、维修等情况。

（5）个人使用的职业病防护用品：个人防护用品的品种、数量及技术参数，发放、使用及保养等情况。

（6）职业性有害因素及其接触人数：包括有毒有害物质清单、作业岗位清单、劳动者名册、接触职业性有害因素人员名单。

（7）作业环境及接触者健康状况：职业性有害因素环境监测点分布及监测数据，接触职业性有害因素职工健康检查记录，职业病、工作有关疾病和工伤的发生频率和分布情况、职业病人员名单、疑似职业病人员名单、职业禁忌证患者名单等。

（8）劳动组织及班次：劳动者与用人单位的关系，每周几个工作日、每日的工作时间、加班情况及在外有无兼职等。

（9）辅助卫生用室设置情况：生活卫生设施中有无浴室、更衣室、休息室、妇女卫生室、卫生间、医疗室等。

（10）建设项目职业病防护设施"三同时"执行情况：建设项目名称、投资规模、项目性质、建设时间、预评价审核、设计审查、竣工验收等。

（11）职业卫生培训情况：培训时间、对象、人数、内容、组织部门等。

（12）职业卫生管理情况：职业卫生管理目标、制度，职业病防治工作计划和年度总结等。

（13）职业卫生工作会议、活动情况：听取劳动者对职业性有害因素危害身体健康情况的反映，特别是对具有刺激性或易于引起急性反应的毒物，劳动者可提供许多有价值的意见和建议。

5.4.2 职业卫生专题调查

5.4.2.1 调查目的

职业卫生专题调查是针对某种特定的职业性有害因素、特殊的职业病危害或就其他具体问题（如早期监测指标筛选、预防措施效果评价和卫生标准研制或验证）等进行有计划、有目的的专项调查研究，目的在于探究职业性有害因素对职业人群健康的影响。职业卫生专项调查包括职业流行病学现况调查研究和队列调查研究。

存在有下列情况之一者，应考虑进行专题调查：①某一系统（行业）在所辖区内所占比重较大；②某种职业性有害因素的危害性较突出，接触人数较多；③采用新技术、新工艺，而出现新的职业性有害因素；④已有的职业性有害因素出现新的职业性病损者。

5.4.2.2 调查项目

专题调查的项目可视实际需要加以选择。

（1）职业性有害因素与职业人群健康关系的调查：识别、鉴定职业性有害因素的危害性，揭示接触水平—反应关系。

（2）工作有关疾病调查：了解与职业、工作环境或特殊暴露有关的疾病发病率或死亡率，探讨某些职业性有害因素与非特异性疾患高发或加剧的因果关系。

（3）环境监测方法研究：确定测定方法的灵敏度、特异度及质量控制要求。

（4）生物监测研究：阐明生物监测指标的敏感性、特异性、预示值、符合率，以及在早期监测职业性健康损害中的意义。

（5）确定职业接触限值：通过现场流行病学调查结果，制订初步的推荐接触限值，以保证职业人群的健康。

（6）预防措施效果的卫生学评价：对预防措施实施前后的作业环境、职工健康状况进行分析比较，分析投入效益等。

5.4.3　职业卫生事故调查

5.4.3.1　调查目的

职业卫生事故调查是对急性职业中毒事故发生的原因和引起中毒的有害物质以及事故所致人员伤亡情况等进行的现场调查，目的在于尽快有效地抢救病人，预防事故的再次发生。一般属于计划外应急性调查。

发生铅急性损害事故（如职业病危害事故、安全事故）时，用人单位应立即采取应急救援和控制措施，并及时报告所在地职业卫生监督管理的部门和有关部门。职业卫生监督管理部门接到报告后，及时会同有关部门深入现场进行调查，查明事故发生原因，提出抢救和预防的对策，防止类似事故再次发生；必要时可采取临时控制措施。卫生计生部门组织医疗救治，职业卫生医师应会同临床医师参加抢救。对遭受或者可能遭受铅危害的劳动者，用人单位应及时组织救治、进行健康检查和医学观察。

5.4.3.2　调查内容

深入事故现场，详尽了解事故发生的每一环节和生产状况。主要包括：

（1）职业卫生基本情况：重点了解生产工艺过程，生产中使用的原料、中间产品、成品的成份和物质形态，职业性有害因素接触人数以及有关的规章制度。

（2）事故发生的全过程：包括事故发生前后细节、事故发生时的气象条件、设备运转情况、作业状态、操作规程、防护措施以及同类生产的其他作业场所是否发生过类似事故等。

（3）检测生产环境中各种可疑有害因素的浓度或强度：当现场未经清理时，应迅速进行现场采样检测；如现场已遭破坏，必要时采用模拟现场试验估测接触浓度或强度。经皮肤吸收的毒物，应尽可能进行皮肤污染的测定；如有可检测的生物监测指标，应及时采样测定。

根据调查资料，结合中毒病人的临床表现特征，做出综合判断，尽快制订正确的抢救方案，提出处理意见及防止事故再度发生的对策和措施，用书面形式按规定逐级上报。

5.4.4　典型案例调查

5.4.4.1　铅酸蓄电池企业职业卫生现状调查

下面以铅酸蓄电池制造业为例，展示职业卫生基本情况调查方法。除一般有关企业的背景情况外，着重了解生产过程和职业性有害因素，并据此判断对职业接触者可能产生的不良影响。铅酸蓄电池制造业职业卫生基本情况调查的主要内容如下。

（1）生产工艺流程

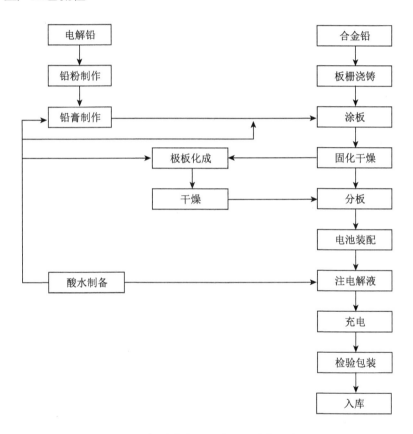

图 5-2　铅酸蓄电池生产工艺流程示意图

①铅粉制造工序：主要是将铅锭通过铅粉机加工制成铅粉。其生产过程为：首先将电解铅在铅炉中熔化成铅液（熔融温度约 400℃），并通过泵吸入铸条机密闭铸造成条后自动切块，再输入铅粉机磨成一定粒度和氧化度的铅粉，然后用气流输送到集粉器内进行收集、储存、运输到下一道工序。该工序作业人员主要是在操控室监控，辅以巡检设备运行情况。

②铸板工序：主要是将铅钙合金专用铸板机加工制成板栅。其生产过程为：先将铅钙合金在熔铅炉中熔化成铅液（熔融温度约 400℃），并通过泵吸铅液输送至铸板机

浇铸成型，再经设备自动冷却切边、集板等步骤，生产出高品质正负板栅，供涂膏用。该工序作业人员主要操作步骤是收板栅、添加铅块、操控设备和观察设备运行情况。

③铅膏制作工序：主要采用快速和膏机，将铅粉、添加剂、酸等搅拌制成铅膏，设备采用计算机控制可实现铅粉自动加料、硫酸及水的严格计量，从而保证铅膏质量。该工序作业人员操控设备，辅以巡视设备运行情况。

④涂板及固化干燥工序：主要用涂膏机将铅膏涂到铅合金制作的板栅上制成极板。其生产过程主要为：铅膏依靠重力作用，通过出膏口然后经表面干燥机干燥，再送入全自动固化室固化，使极板中游离铅含量和水分含量达到工艺要求。该工序作业人员主要进行设备操控，辅以巡视设备运行情况。

⑤极板化成工序：采用壳内化成工艺，即将生极板装配到电源内，加入电解液后利用充电机来完成极板的化成。其生产过程自动化，作业人员的主要工作是上极板、收极板并辅以巡视。

⑥分板和刷板工序：主要将涂好膏的板栅通过分片机切成符合规格的极板，并通过刷板机对极板进行清理。采用自动分刷片和半自动分片、手工刷片工艺。自动分刷片过程在分片机和刷片机完成，其过程为密闭机械化，工人主要操作是在操作台将板栅整理整齐，收集极板并码好。半自动分片过程在分片机内完成，工人主要操作是在整理台将板栅整理整齐，放入分片机内分片，分好后工人将切好的板栅拿出并码好；手工刷片的刷片过程在刷片机内完成，其过程半密闭化，工人主要操作是在整理台将板栅整理整齐，并手持板栅利用高速砂轮刷掉极耳的氧化层，刷好后工人将刷好的板栅拿出并码好。

⑦注胶工序：主要是用 5020 树脂胶和固化剂混合物将中盖和端子封合，挤胶过程自动机械化，工人主要操作是上胶盒和出胶后手工匀胶。

⑧电池装配工序：主要是将极板、隔板进行叠片，包隔板，焊成极群，然后装入电池槽。经高压短路检查合格后，对电池组进行焊接，并进行封胶、气密检查，编号后进入充电工序。其中，包片过程在包片台上完成，工人手工将正、负极板和隔板按一定顺序和数量装配成极群。焊接过程在焊接工作位完成，工人借助乙炔焊枪将铅条熔化，铅液落在电池的极柱上冷却将极柱连好。封胶过程是将焊接好的极群组放入电池槽内，用树脂胶及固化剂将完整的电池槽盖加压在一起，使其黏合，固化成一个整体。

⑨配酸加酸工序：配酸在配酸房内，由机器完成，工人主要操作是计算配比量。加酸过程是机器加酸，工人主要操作是控制和调节加酸量。

⑩充电检测工序：充电在充电槽内完成，工人主要操作是将电池放入和取出充电槽，电池在充电槽内充电时，充电槽上方塑料盖可将充电槽全部密闭。

⑪生产辅助工序：辅助工序包括废铅回炼、工务维修、配电房及空压站等生产辅助设施。

（2）主要的职业病危害因素和产生途径（见表 5-4）

表 5-4 主要职业病危害因素及产生途径

工序		职业危害因素	产生途径及空气中存在的状态
铅粉制作		铅烟	熔铅过程中产生，毒物以小颗粒存在于空气中
		铅尘	磨铅粉过程中产生，毒物以小颗粒存在于空气中
		噪声	铅粉机运行过程中产生
		高温	熔铅加热过程中产生
铸板		铅烟	熔铅过程中产生，毒物以小颗粒存在于空气中
		高温	熔铅加热过程中产生
		噪声	铸片机运行过程中产生
铅膏制作		铅尘	和膏过程中产生，毒物以小颗粒存在于空气中
		硫酸	和膏过程中产生，毒物以分子态存在于空气中
		噪声	铅粉机运行过程中产生
涂板固化干燥		铅尘	涂板掌机和收片过程中产生，毒物以小颗粒存在于空气中
		噪声	涂板过程使用压缩空气时产生
		高温	干燥过程中产生
极板化成		硫酸	极板化成过程中产生，毒物以分子态存在于空气中
分板和刷板	自动分刷片	铅尘	分片、刷片以及上下片过程中产生，毒物以小颗粒存在于空气中
	半自动分片	铅尘	分片及上下片过程中产生，毒物以小颗粒存在于空气中
		噪声	分片机运行过程中产生
	手工刷片	铅尘	刷片及上下片过程中产生，毒物以小颗粒存在于空气中
注胶		苯、甲苯、二甲苯	加胶过程中产生，毒物以分子态存在于空气中
电池装配	包片	铅尘	包片过程中产生，毒物以小颗粒存在于空气中
	焊接	铅烟	焊接过程中产生，毒物以小颗粒存在于空气中
	封胶	铅烟	封胶过程中产生，毒物以小颗粒存在于空气中
配酸加酸		硫酸	配酸、加酸过程中产生，毒物以分子态存在于空气中
充电检测		硫酸	充电过程中产生，毒物以分子态存在于空气中
生产辅助	废铅回炼	铅烟	熔铅过程中产生，毒物以小颗粒存在于空气中
	工务检修	金属粉尘	机械加工过程中产生，粉尘以小颗粒形态存在于空气中
		砂轮磨尘	磨床运行过程中产生，粉尘以小颗粒形态存在于空气中
		润滑油	设备检维修过程中皮肤接触
		噪声	设备检维修过程中产生
	变电房	工频电场	高压配电设备运行过程中产生
	空压站	噪声	设备运行过程中产生

（3）环境监测

根据生产现场调查结果，依据职业卫生法律法规和规范以及管理办法，对工作环境空气中的铅尘和铅烟进行监测，判断其浓度是否超出职业接触限值。

（4）职业健康监护

定期对铅酸蓄电池企业作业工人进行职业健康体检，监测内暴露指标血铅、尿铅的浓度，同时检查相应的健康效应，分析血铅与健康状况的关系。

（5）建立职业卫生档案

采用统一表格，进行职业卫生基本情况调查，建立职业卫生档案。档案表格应全面并动态地反映用人单位的基本情况、工艺流程、主要职业病危害因素、职工健康及防护情况等（见附件1）。

5.4.4.2 某炼铁企业铅中毒风险调查与分析

我国现行职业病防治技术标准和文件中，没有识别炼铁作业的铅及其化合物，如《黑色金属冶炼及压延加工业职业卫生防护技术规范》(GBZ/T 231—2010) 关于炼铁作业场所存在的职业病危害因素中没有列举铅危害因素。林家荣曾经于 1985—1986 年对广东省某炼铁分厂炼铁工人调查发现有慢性轻度铅中毒病例，原因是使用广东本地的铁矿石中伴生有少量的铅。福建省龙岩地区职业病防治院对炼铁矿中铅危害开展研究[131]，该研究通过对矿石含铅量、车间空气中铅浓度、尿铅及尿卟啉的分析得出，矿石含铅量是作业工人铅吸收中毒的主要致病因素。谢春英等[132]关于炼铁厂工人血铅浓度与血压的研究指出，铅作业工人存在明显的低血压危害。

2014 年某炼铁企业发生数十人的铅中毒事件[133]，该厂高炉是自 2002—2005 年建设的 4 台中型炉顶串罐无料钟炉顶装置球式热风高炉，2 号炉 2012 年停产，目前使用的其他 3 台炉。调查获悉该厂使用的部分铁矿石、精砂中平均含有 0.016% 铅氧化物，以致冶炼钢铁过程中被还原并随着出铁过程铅烟放散到作业场所，加上企业没有采取针对铅的防护（呼吸防护等）措施，导致作业工人产生一定的职业危害。以下对该企业铅暴露风险进行调查与分析。

（1）作业场所样品的采集和分析

环境样品：按照《工作场所空气中有害物质监测的采样规范》（GBZ 159—2004）及其他相关国家标准的有关要求选择炼铁作业区有代表性的工作地点布点。依据 GBZ/T 160.10—2004 对空气中铅烟的采集，选用微孔滤膜粉尘采样器定点短时采集，以 5L/min 流量采集 15min 空气样品。滤膜采用硝酸溶解后，用原子吸收光谱法测定铅浓度。按各车间不同工段采集粉尘样品中铅浓度的均值计算工作场所铅浓度。

生物样品和其他资料：血铅检测，收集被调查单位岗位职工的临床检查（包括年龄、工龄、血铅水平、神经传导检查等）和化验资料、职业铅中毒诊断资料。

（2）铅暴露结果分析

①暴露人群

该炼铁厂有 110 名炉前工，均为男性，年龄 23 ～ 55 岁，平均年龄 42.18±7.27 岁，工龄 0.5 ～ 32 年，平均工龄 12.99±7.84 年。选择某自动化和职业卫生管理较为规范的铅蓄电池厂的铅作业岗位 1 063 名职业接触者作为参照，该厂男性 640 人，女性 423 人，年龄为 21 ～ 57 岁，平均年龄为 36.7±9.6 岁，其工龄为 1 ～ 9.8 年，平均工龄为 2.36±0.94 年。

②环境暴露浓度

该炼铁厂的炼铁作业岗位的铅烟浓度为 0.002 ～ 1.456 mg/m³，平均浓度为 0.317±0.497 mg/m³。除 1 号炉岗位检测结果符合国家卫生标准，其余岗位均超标。选择对照的铅蓄电池厂的铅烟浓度为 0.021±0.007 mg/m³，有代表性的 19 个检测点均没有发现超标。

③职业健康检查结果

炼铁厂炉前工 110 人，其中有 85 名职工血铅浓度异常（血铅浓度大于 400 μg/L），66 人被诊断为慢性轻度铅中毒（血铅浓度大于等于 600 μg/L 且具有相关的疾病）。某铅蓄电池厂：接触铅烟暴露的职工 1 063 人，其中血铅超标 5 人，铅中毒未检出。两个工厂职工的血铅超标差异有统计学意义（$P < 0.05$），见表 5-5。2014 年炼铁厂对血铅大于 600 μg/L 进行了驱铅治疗，所有员工治疗后均回到原岗位。2015 年该厂再次对员工进行了健康体检，收集所有炉前工 110 人的体检血样作为生物检测样品，同时选择该企业非炉前工 108 人的生物监测结果作为对照。健康体检情况分析见表 5-7 和图 5-8。

表 5-5　2014 年该炼铁厂与某蓄电池厂职工的血铅超标差异情况

观察单位	观察人数	血铅超标人数	$P_{确切}$值
铅蓄电池厂	1 063	5	< 0.01
炼铁厂炉前岗	110	85	

相关性分析发现，血铅水平与工作环境铅浓度有关联性，且有统计学意义（$r=0.424$，$P < 0.01$）。但血铅水平与工龄的相关性没有统计学意义（$r=0.054$，$P=0.573$）。

分析炼铁厂炉前工血铅水平与其神经传导速度的关联性发现，血铅暴露可能会导致左尺运动神经传导、右尺运动神经传导、左桡运动神经传导、左正中运动神经传导、左尺感觉神经传导、右尺感觉神经传导及右桡感觉神经传导的速度降低。具体见表 5-6。

表 5-6　2014 年该炼铁厂血铅水平与神经传导速度的关联性

血铅水平	左尺运动神经传导	右尺运动神经传导	左桡运动神经传导	左正中运动神经传导	左尺感觉神经传导	右尺感觉神经传导	右桡感觉神经传导
相关性	0.241	0.220	0.207	0.243	0.210	0.239	0.192
P 值	0.011	0.021	0.030	0.010	0.027	0.012	0.044

表 5-7 和表 5-8 结果显示，两组血铅浓度及舒张压有差异性，其余体检结果均没有差异性。

表 5-7　2015 年炉前工人和非炼铁工人的基本健康情况比较

项目	炉前作业检出人数	检出率 /%	非炉前作业检出人数	检出率 /%
BMI 异常	42	38.18%	41	37.96
BMI < 18	1	0.91%	2	1.85
BMI > 25	41	37.27	39	36.11
心电图异常	6	0.55%	3	2.78
血压异常	20	18.18%	22	20.37
血红蛋白异常	0	0	0	0
尿常规异常	17	15.45%	24	22.22
内科常规异常	42	38.18%	35	32.41
有相关疾病史者	5	0.45%	0	0
其他异常	32	29.09%	12	11.11

表 5-8　2015 年炉前工人和非炼铁工人职业健康体检结果比较

变量	炉前作业组	非炉前作业组	P 值
体质指数 BMI	24.44±3.32	24.12±2.90	> 0.05
血压 (均值 ± 标准差)			
收缩压 /mmHg	125.85±14.53	127.49±15.72	> 0.05
舒张压 /mmHg	74.79±10.96	77.93±12.06	< 0.05
血常规 (均值 ± 标准差)			
红细胞数 / (10^{12}/L)	4.98±0.38	4.86±0.58	> 0.05
白细胞数 / (10^9/L)	6.76±1.63	6.53±1.69	> 0.05
血小板数 / (10^9/L)	194.33±50.84	207.29±49.39	> 0.05
血红蛋白 / (g/L)	135.72+12.30	136.69+16.27	> 0.05
红细胞压积 /%	0.45±0.03	0.45±0.05	> 0.05
中性粒细胞 /%	4.34±1.23	4.21±1.37	> 0.05
淋巴细胞 /%	2.10±0.57	2.02±0.63	> 0.05
单核细胞 /%	5.63±1.18	5.32±1.16	> 0.05
血铅 / (μg/L) (均值 ± 标准差)	352.09±121.76	260.65±118.44	< 0.01

表 5-9 结果显示：炉前工发生神经系统症状的概率大于非炉前作业工人，提示铅暴露可能损伤神经系统损害有意义。

表 5-9 2015 年炉前工人和非炼铁工人的神经系统症状比较

分组	神经系统症状		χ^2	P 值
	有	无		
铅作业组	33	77	13.282	0.01
非铅作业组	11	97		

表 5-10 显示铅浓度与铅接触时间呈正相关，即接触时间越长，体内血铅水平越高。

表 5-10 铅接触时间与血铅浓度的相关分析

相关指标	r	P 值
接触时间与血铅浓度	0.25	0.01

④原料干预对环境铅浓度的影响

2014 年发生血铅超标事件后，该炼铁厂采取了停止使用含铅矿石以改变原辅料组分的工艺改良措施，并通过作业环境的连续监测，确定工艺配方改进后环境铅浓度的变化规律，评估其工艺改革有效性。该公司工艺改良后的环境铅浓度检测结果见图 5-3。

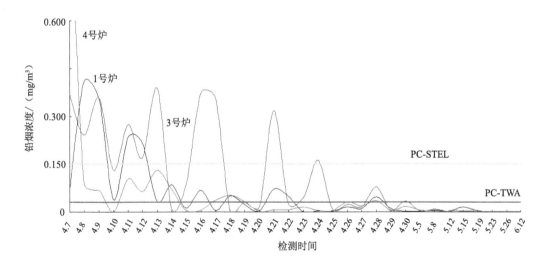

图 5-3 2014 年工艺改良后的环境铅浓度趋势图（2014 年 4—6 月）

从图 5-3 可以看出，使用不含铅矿石 25 天后，炉前作业环境铅浓度下降到铅烟接触限值以下。

2015 年后该公司重新少量使用了改良前部分矿石，监测发现炉前铅烟浓度又存在较大幅度的波动，反映矿石原料对作业岗位铅接触风险的决定性作用。监测结果见图 5-4。

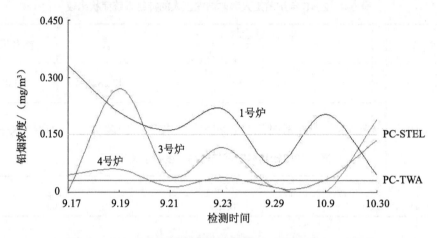

图 5-4 2015 年炉前铅浓度监测趋势图（2015 年 9—10 月）

本案例报告发现原料的改变是决定炼铁环境铅暴露的关键，在采取无铅或者低铅原料后，监测数据显示作业场所铅暴露浓度明显改善，因此，炼铁原材料中铅含量可能是导致炼铁厂职工铅暴露水平升高的主要原因。出现血铅超标状况后，该厂除对炼铁的原辅材料进行了更换，还给炉前配置了 N95 防尘口罩，佩戴合格的个人防护用具是避免铅过度暴露的重要辅助措施。

5.4.4.3 三家涉铅企业职业卫生调查

（1）企业基本情况

2014 年分别对某蓄电池有限公司、某冶金股份有限公司和某新型蓄电池有限公司三家企业进行职业危害调查。调查结果见表 5-11。

表 5-11 三家铅危害企业调查结果

调查内容	某蓄电池有限公司	某冶金股份有限公司	某新型蓄电池有限公司
行业分类	其他	冶金	其他
经济类型	私营股份有限公司	私营股份有限公司	私营股份有限公司
企业规模	中型	中型	中型
主要产品	蓄电池	铅锭	牵引电池
建厂时间	2012.1.1	1985.1.15	2002.12.16
职工人数 / 人	640	217	344
生产工人 / 人	413	176	227
接触职业危害人数 / 人	413	176	227
接触职业危害女工人数 / 人	70	24	85
接受职业健康检查人数 / 人	413	176	227
年内新增职业病病人 / 人	2	7	0
患职业禁忌证人数 / 人	1	4	1

调查内容	某蓄电池有限公司	某冶金股份有限公司	某新型蓄电池有限公司
职业病危害防护措施	个人防护用品、环保设备、局部抽风	个人防护用品、环保设备、局部抽风	个人防护用品、环保设备、局部抽风
全年职业卫生工作总费用 /万元	55.61	55.56	65.00

三家企业职业卫生工作经费构成见图5-5、图5-6、图5-7。

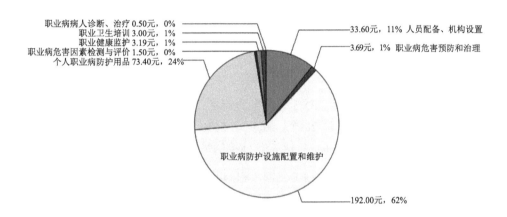

图 5-5   某蓄电池有限公司职业卫生工作经费构成

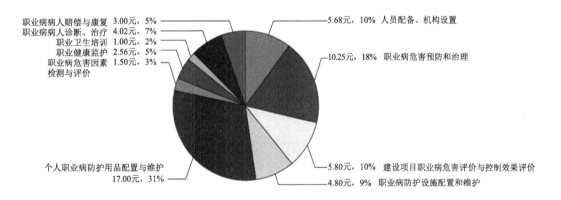

图 5-6   某冶金股份有限公司职业卫生工作经费构成

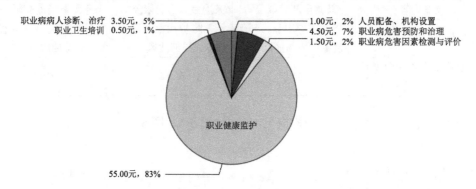

图 5-7 某新型蓄电池有限公司职业卫生工作经费构成

（2）职业病危害暴露情况

通过对企业生产工艺现场调查，对 3 家企业进行了工作场所职业卫生检测，共检测作业点位 50 个，其中铅超标点位 28 个，超标率 56%。铅超标的车间主要在生板、组装、合金和电化车间。企业职业病危害因素具体接触情况详见表 5-12。

表 5-12 监测企业职业病危害因素接触情况

企业名称	车间	工种	接触人数	检测岗位
某蓄电池有限公司	生板	铸板工	38	连铸 1 号线、连铸 3 号线
		和膏工	40	和膏 1 号线、和膏 5 号线
		铅粉工	56	铅粉 3 号机、铅粉 5 号机、铅粉 9 号机
	涂填	涂填工	52	涂填 1 号线、涂填 2 号线
	组装	包封工	43	包封 1 号线、包封 3 号线、包封 5 号线
		蓄电池装配工	133	装配 1 号线、2 号线、3 号线、4 号线、5 号线、6 号线
	包装	包装	51	包装 1 线、包装 3 线
湖北某冶金股份有限公司	合金	蓄电池铸形工	81	铅钙合金炉 2 号、铅钙合金炉 4 号、铅锑合金工作位 1、铅锑合金工作位 2
	熔炼	有色金属熔炼工	46	熔炼炉、短窑
		配料工	30	上层工作位、中层工作位、下层工作位
	收尘	收尘工	20	收尘操作位
湖北某新型蓄电池有限公司	电化	蓄电池化成工	37	放电检测机、倒酸生产线、酸循环生产线 S1、酸循环生产线 S6
	组装	焊接	11	装配线焊接作业位、装配线转子焊接作业位
		卡极板	21	装配线卡极板工作位、装配线卡极板作业位（西）
	铸造	铸造工	100	14 号铸造机、15 号铸造机、16 号铸造机
		铸板	22	铅零件铸板作业位

企业名称	车间	工种	接触人数	检测岗位
湖北某新型蓄电池有限公司	生板	铅粉工	3	切粒机作业位
		涂填工	14	涂填1号线作业位、涂填1线作业位西
	电化	加酸	8	一次加酸作业位、二次加酸作业位
		还原蒸馏工	11	酸循环模板S2作业位、酸循环模板S3作业位

①某蓄电池有限公司

该企业主要接触有害因素岗位有铅粉作业、包封及装配等，共检测作业点20个，工作场所空气中铅浓度超标率55%，噪声强度超标率15%。铅浓度检测结果见表5-13。

表5-13　工作场所空气中铅浓度检测结果　　　　单位：mg/m³

车间	检测地点	C_{STEL}	结果判定
生板	铸板工段连铸1#线作业位	0.038	未超标
生板	铸板工段连铸3#线作业位	0.042	未超标
生板	涂填工序1#线作业位	0.004 8	未超标
生板	涂填工序2#线作业位	0.005 9	未超标
生板	和膏1#线作业位	0.009 1	未超标
生板	和膏5#线作业位	0.012	未超标
生板	铅粉工段3#机作业位	0.063	超标
生板	铅粉工段5#机作业位	0.063	超标
生板	铅粉工段9#机作业位	0.017	未超标
组装	包封工段1#机作业位	0.091	超标
组装	包封工段3#机作业位	0.057	超标
组装	包封工段5#机作业位	0.081	超标
组装	装配工段1#线作业位	0.065	超标
组装	装配工段2#线作业位	0.058	超标
组装	装配工段3#线作业位	0.072	超标
组装	装配工段4#线作业位	0.10	超标
电池化成	化成2区作业位	0.19	超标
电池化成	化成4区作业位	0.20	超标
包装	包装1线	0.042	未超标
包装	包装4线	0.045	未超标

②某冶金股份有限公司

该企业主要接害岗位有铸锭、合金炉及收尘等，共检测作业点10个。工作场所空气中铅浓度超标率60%，噪声强度全部合格。检测结果见表5-14。

表 5-14　工作场所空气中铅浓度检测结果　　　　　单位：mg/m³

车间	检测地点	C_{STEL}	结果判定
合金	4# 炉铸锭工作位（铅烟）	0.054	超标
合金	2# 炉铸锭工作位（铅烟）	0.058	超标
合金	铅锑合金炉操作区工作位 1（铅尘）	0.078	超标
合金	铅锑合金炉操作区工作位 2（铅尘）	0.070	超标
熔炼	熔炼炉操作区（铅尘）	0.040	未超标
熔炼	短窑操作区（铅尘）	0.090	超标
熔炼	配料室下层工作位（铅尘）	0.012	未超标
熔炼	配料室中层工作位（铅尘）	0.035	未超标
熔炼	配料室上层工作位（铅尘）	0.064	超标
收尘	收尘车间操作区（铅尘）	0.023	未超标

③某新型蓄电池有限公司

该企业主要接触有害因素岗位有铅粉作业、包封及装配等，共检测作业点 20 个。工作场所空气中铅浓度超标率 55%，噪声强度超标率 20%。检测结果见表 5-15。

表 5-15　工作场所空气中铅浓度检测结果　　　　　单位：mg/m³

车间	检测地点	C_{STEL}	结果判定
电池化成	放电检测机作业位	0.002 0	未超标
电池化成	倒酸工序生产线作业位	0.015	未超标
电池化成	酸循环生产线模块 S1 作业位	0.013	未超标
电池化成	酸循环生产线模块 S6 作业位	0.17	超标
组装	装配线转子焊接作业位（东）	0.042	未超标
组装	装配线卡极板作业位（东）	0.10	超标
铸造	14# 铸造机作业位	0.071	超标
铸造	16# 铸造机作业位	0.059	超标
生板	切粒机作业位	0.021	未超标
生板	涂填 1 线作业位（东）	0.30	超标
电池化成	二次加酸作业位	0.056	超标
电池化成	一次加酸作业位	0.074	超标
电池化成	酸循环生产线模块 S2 作业位	0.26	超标
电池化成	酸循环生产线模块 S3 作业位	0.010	未超标
组装	装配线转子焊接作业位（西）	0.15	超标
组装	装配线卡极板作业位（西）	0.034	未超标
铸造	15# 铸造机作业位	0.025	未超标
铸造	铅零件铸板工序作业位	0.10	超标
生板	涂填 1 线作业位（西）	0.35	超标
生板	外过道	0.005 8	未超标

（3）监测对象基本情况

本次对816名铅接触作业人员进行职业健康体检，并完成问卷调查。其中，男650人，女166人；最小年龄18岁，最大年龄68岁，平均年龄37.4岁；监测对象以汉族为主（810人，99.3%），其他有蒙古族5人和畲族1人；文化程度以初中为主，占52.9%，高中专、大专及以上分别为35.0%、10.5%，小学及以下为1.1%；监测对象中已婚763人，占93.5%，已婚者中3人为近亲结婚，7人的配偶从事有毒有害作业。

调查对象中164人（20.1%）吸烟，652人（79.9%）不吸烟；吸烟者平均烟龄15.9年。641人（78.6%）不饮酒，175名（21.4%）饮酒，饮酒者中，每天饮酒者0.6%，几乎每天饮酒者0.2%，每星期4～5天占1.2%，每星期2～3天饮酒占1.3%，每星期1天饮酒占17.7%，每月2～3天饮酒占1.2%，每月1天饮酒占0.2%。

铅作业人员平均接触有害因素工龄为6.96年，最长工龄34年，最短不足2月。按监测对象所从事的工种种类和工作时间，与调查资料进行关联，将3家企业的在职工人分为两组，包括铅作业组（545人）、辅助岗位组（271人）。铅作业工人包括铸型、预处理、熔炼、热处理、装配、生板、包装、铸造、热封、充点值班、进出槽、灌粉、酸处理、和膏、铸焊、模具、分片、固化、卡极板、码盘、涂填岗位，辅助岗位包括检测、检验、仓管、维修、叉车、清洁、车间管理、技工、污水处理等。两组工人的基本情况如表5-16所示：铅作业组年龄、吸烟比例、吸烟年数、饮酒比例、文化程度与辅助岗位组无显著性差异。

表5-16 职业性铅中毒监测企业工人一般情况

变量	铅作业组	辅助岗位组	P 值
年龄（岁）*	38.7±7.3	37.9±8.1	0.489
工龄（岁）*	6.3±6.0	8.3±7.1	0.111
性别**			0.713
男	432（79.3%）	217（80.1%）	
女	113（20.7%）	53（19.9%）	
吸烟状况**			0.079
吸烟	119（21.8%）	45（16.7%）	
不吸烟	426（78.2%）	226（83.3%）	
吸烟年数(年)	16.1±8.4	15.4±7.7	0.619
饮酒状况**			0.099
饮酒	126（23.1%）	49（18.1%）	
不饮酒	419（76.9%）	222（81.9%）	
文化程度**			0.335
初中及以下	303（55.6%）	141（52.0%）	
高中及以上	242（44.4%）	130（48.0%）	

注：* 方差分析；** 卡方检验。

（4）职业健康状况分析

对 816 名铅作业工人进行了问卷调查与在岗期间职业性健康体检。体检项目主要包括问诊、内科检查、血常规、尿常规、血铅、心电图检查，主要检查结果如表 5-17 所示。血常规检查主要包括红细胞数、白细胞数、血小板数、血红蛋白、红细胞压积以及中性粒细胞、淋巴细胞和单核细胞所占的百分比，红细胞数、血红蛋白、红细胞压积在铅作业组、辅助岗位组之间的分布有显著差异（$P < 0.05$），铅作业组血铅浓度、红细胞数、血红蛋白、红细胞压积显著高于辅助岗位组。

表 5-17　职业性铅中毒监测企业职业健康体检结果

变量	铅作业组	辅助岗位组	P 值
体质指数 BMI*	22.81±2.13	22.78±2.10	0.822
血压 (均值 ± 标准差)*			
收缩压 /mmHg	118.6±13.9	118.5±14.3	0.428
舒张压 /mmHg	79.98±10.1	79.5±9.6	0.949
血常规（均值 ± 标准差)*			
红细胞数 /（10^{12}/L）	4.95±0.86	4.80±0.71	＜ 0.05
白细胞数 /（10^9/L）	6.85±2.05	6.58±1.99	0.087
血小板数 /（10^9/L）	146.0±45.7	141.4±41.8	0.173
血红蛋白 /（g/L）	129.1±19.2	126.4±16.3	＜ 0.05
红细胞压积 /%	48.95±10.02	47.42±10.58	＜ 0.05
中性粒细胞 /%	54.41±9.31	53.32±10.91	0.135
淋巴细胞 /%	35.90±7.49	36.19±8.09	0.500
单核细胞 /%	9.48±8.19	9.22±3.49	0.639
血铅 /（μg/L）（均值 ± 标准差）*	236.1±132.3	207.8±108.1	＜ 0.05

注：* 方差分析。

本次检查的 816 人中，有职业史者 816 人，有既往病史者 8 人，职业病史者 32 人。体检中发现血铅超标的有 86 人，经血铅复查，9 人需要提请职业病诊断程序，这 9 人最终均被诊断为职业性慢性铅中毒。职业健康体检汇总结果见表 5-18。

表 5-18　铅作业工人职业健康体检情况一览表

项目	人数	检出率 /%
职业禁忌证	6	0.73
职业性复查	86	10.5
BMI 异常	128	15.7
BMI ＜ 18	18	2.2
BMI ＞ 25	111	13.6
心电图异常	2	0.24
血压异常	30	3.68

项目	人数	检出率 /%
血红蛋白异常	240	29.4
尿常规异常	16	1.97
内科常规异常	1	0.12
有疾病史	8	0.98

816 名作业工人平均血铅浓度为 226.67±125.40μg/L，有 86 名作业工人血铅浓度超过 400μg/L，超标率 10.5%。调查对象血铅水平见表 5-19。

表 5-19　职业性铅中毒哨点监测企业作业工人血铅浓度分布

血铅浓度 /（μg/L）	男	女	合计	百分率 /%
＜ 400	724	5	729	89.3
400～600	76	1	77	9.4
600～800	8	0	8	0.98
＞ 800	1	0	1	0.12

此次职业健康体检发现，作业工人血红蛋白异常检出率为 29.4%，经统计学分析，本次调查的男女铅作业工人血铅和血红蛋白值间不存在线性相关性（$r = -0.029$，$P ＞ 0.05$；$r = -0.134$，$P ＞ 0.05$），见表 5-20。

表 5-20　不同性别作业工人血铅和血红蛋白相关性分析

性别	人数	血铅	血红蛋白	r 值	P 值
男	650	235.6±128.5	128.6±23.6	-0.029	＞ 0.05
女	166	191.6±150.6	119.6±20.9	-0.134	＞ 0.05

142 名女职工有妊娠史，其中有 1 名自然流产，2 名所产婴儿体重低于 2 500g。根据工龄和年龄分组统计分析见表 5-21、表 5-22。

表 5-21　不同工龄作业工人职业健康体检情况一览表

工龄	体检人数	确诊铅中毒		职业性复查	
		人数	检出率 /%	人数	检出率 /%
0～5 年	452	4	0.88	31	6.86
6～10 年	180	1	0.56	16	8.89
11～15 年	90	2	2.22	10	11.11
16～20 年	47	0	0	3	6.38
20 年以上	47	2	4.26	7	14.89
合计	816	9	1.10	67	8.21

表 5-22　不同年龄组职业健康检查情况一览表

年龄	体检人数	确诊铅中毒		职业性复查	
		人数	检出率 /%	人数	检出率 /%
18 ～ 35 岁	347	1	0.29	18	5.19
36 ～ 40 岁	173	0	0	15	8.67
41 ～ 45 岁	177	4	2.26	14	7.91
46 ～ 50 岁	86	3	3.49	16	18.60
50 岁以上	33	1	3.03	4	12.12
合计	816	9	1.10	67	8.21

　　经诊断的 9 例职业性慢性铅中毒病人，某蓄电池有限公司 2 名，某冶金股份有限公司 7 名，分别为熔炼、预处理、对焊、维修岗位，以熔炼岗位人数最多。

表 5-23　新发职业病病人信息

序号	性别	年龄 / 岁	工龄 / 年	作业岗位
1	男	24	2	对焊
2	男	46	3	维修
3	男	42	3	预处理
4	男	50	30	熔炼
5	男	42	11	熔炼
6	男	47	7	预处理
7	男	33	4	熔炼
8	男	52	12	熔炼
9	男	47	23	熔炼

　　根据对企业的职业卫生现状进行调查，三家企业均存在铅、噪声等职业病危害因素。通过对车间空气的检测发现，企业车间内铅浓度的控制效果不佳，总共 50 个采样点，有 28 个采样点的铅尘或铅烟浓度超过国家标准限值，超标率达 56.0%。816 名铅作业工人的职业健康检查资料显示，血红蛋白的异常检出率最高，达 29.4%；平均血铅浓度为 226.67±125.40μg/L，其中 86 名作业工人血铅浓度超过 400μg/L，超标率为 10.5%。本次调查的 816 名工人中，所有调查对象主要职业卫生危害因素均为铅，企业均配备了个人防护用品。配备防尘口罩的人数为 780 人，占 95.6%，配备防噪耳塞的有 4 人。经常使用或佩戴防护用品的有 813 人，占 99.6%。

　　结合企业现场调查发现，企业职业病防护设施投入少、排毒除尘设备不完善，职业卫生管理制度和体系不够健全，接触有害因素作业工人佩戴防护用品的方法错误和自我保护意识不强。防尘毒口罩达不到密闭性要求或更换不及时，起不到很好的防护作用。

5.4.4.4　企业控铅方案示例

　　本部分内容详见附件 4。

6 职业暴露的剂量—反应关系评价

6.1 评价方法

6.1.1 生物监测

生物检测是一种重要的直接监测方法，检测的是潜在剂量，即人体吸收的污染物或其代谢物的量，也就是测定的铅及其代谢物在人体不同生理介质中的剂量。

6.1.2 个体检测

个体检测是测定一定时间内个人身体表层接触污染物的平均浓度方法，是暴露测量中最典型、最广泛应用的方法。

6.1.3 有阈值化学毒物的剂量—反应关系评价

（1）参考剂量（RfD）

RfD 在概念上类似于 ADI，为日平均接触剂量的估计值，人群（包括敏感亚群）在终生接触该剂量水平化学物的条件下，一生中发生有害效应的危险度可低至不能检出的程度，单位为 mg/（kg·d）。

$$RfD = NOAEL \text{ 或 } RfD = LOAEL/UF \tag{6-1}$$

式中，RfD——参考剂量；

NOAEL——未观察到不良效应剂量；

LOAEL——观察到不良效应的最低剂量；

　　　　UF——不确定系数。

　　（2）不确定系数（UF）

　　由动物实验获得的 NOAEL 或 LOAEL 缩小一定倍数来校正误差，以确保安全。这一缩小的倍数称为不确定系数（UF）即安全系数（SF）。UF 又可分为标准化不确定系数 UFS 和修正系数 MF 两部分。

　　（3）基准剂量（BMD）

　　提出用 BMD 来替代 NOAEL 或 LOAEL 计算 RfD。BMD 是一个可使化学毒物有害效应的反应率稍有升高（通常选 5%）的剂量的 95% 可信限的下限值。

　　优点为：① BMD 是依据剂量—反应关系曲线的所有数据计算获得的，而非仅仅依据搜集整理，故可靠性与准确性大为提高；②反映出有较大的不确定性存在；③对于未能直接观察到 NOAEL 的试验结果，仍可通过计算求出 BMD。

6.1.4　无阈值化学毒物的剂量—反应关系评价

　　致癌强度指数：斜率系数或称致癌强度指数，是剂量—反应关系评价中的重要参数。致癌强度指数指实验动物或人终生接触剂量为 1mg/（kg·d）致癌物时的终生超额危险度。

　　当以动物实验资料为依据时，其值为剂量—反应关系曲线斜率的 95% 可信限上限；根据人群流行病学调查资料为斜率的最大似然估计值，单位为 mg/（kg·d）。

6.2　毒性资料

6.2.1　吸收与代谢

　　（1）吸收

　　铅及其化合物可通过呼吸道和消化道吸收，呼吸道是主要吸入途径，其次是消化道。铅经呼吸道吸收较为迅速，吸入的氧化铅尘约有 40% 吸收入血液循环，其余由呼吸道排出。铅尘的吸收取决于铅尘颗粒的大小和溶解度。铅经消化道吸收，主要是由于在铅作业场所进食、饮水、吸烟或摄取被铅污染的食物引起。经消化道摄入的铅化合物有 5% ～ 10% 通过胃肠道吸收，空腹时可高达 45%。铅及其无机化合物不能通过完整皮肤，但四乙基铅可通过皮肤和黏膜吸收。儿童经过呼吸道和消化道对铅的吸收率明显高于成年人。

　　（2）分布

　　血液中的铅有 90% 以上与红细胞结合，其余在血浆中。血浆中的铅一部分是活性比较大的可溶性铅，主要为磷酸氢铅（$PbHPO_4$）和甘油磷酸铅，另一部分是血浆蛋白结合铅。血液中的铅初期随血液循环分布于全身各器官系统中，以肝、肌肉、皮肤、结缔组织含量较高，其次是肺、肾、脑。数周后由软组织转移至骨，并以难溶的磷酸铅 [Pb(PO$_4$)$_2$] 形式沉积下来。铅在骨内先进入长骨小梁部，然后逐渐分布于皮质。人体内 90%～95% 的铅储存于骨内，一部分比较稳定，半减期约为 20 年，一部分具有代谢活性，可迅速向血液和软组织转移，半减期约为 19 天；骨铅与血液和软组织中的铅保持着动态平衡。

（3）代谢

铅在体内的代谢与钙相似，凡能影响钙在体内贮存和排出的因素，均可影响铅的代谢。缺铁、缺钙及高脂饮食可增加胃肠道对铅的吸收。当缺钙或者因感染、饮酒、外伤、服用酸性药物等改变体内酸碱平衡时，以及发生骨疾病（如骨质疏松、骨折）时，可导致骨内储存的磷酸铅转化为溶解度增大 100 倍的磷酸氢铅而进入血液，使血液中铅浓度短期内急剧升高，引发铅中毒症状或使其症状加重。

（4）排泄

体内的铅主要经过肾脏随尿排出，尿中排出量可代表铅的吸收状况，正常人每日由尿排泄 20～80μg。少部分铅可随粪便、唾液、汗腺、乳汁、月经、脱落的皮屑等排出。乳汁内的铅可影响婴儿，血铅也可通过胎盘进入胎儿体内而影响到胎儿。

6.2.2 毒性效应

（1）神经系统

铅暴露可降低机体学习能力。前瞻性和横断面人群流行病学研究表明，职业性铅暴露所致骨铅和血铅水平升高可降低机体认知功能和感觉能力，引起抑郁或焦虑。病例对照研究发现铅与神经退行性病变有关。职业人群发生神经行为功能问题的血铅生物接触限值为 25 μg/dL[134]。唐海旺等[135] 研究发现，血铅平均水平在 1.36 μmol/L 时，铅作业工人的简单反应时、数字译码、视觉保留、正确打点数和错误打点数发生了改变。时胜利等[136] 报道，随着血铅水平增高，手提转捷度、目标追踪中的打点总数、错误打点数及简单反应时平均值等指标受到影响。国外的研究结果与国内基本一致。郑光等[137] 报道，正中神经、尺神经、腓浅神经的感觉神经传导速度的血铅 BMDL 值分别为 456.99μg/L、332.36μg/L、468.8μg/L，血铅更能敏感地反映铅接触人群感觉神经传导速度效应指标的改变。尺神经传导速度相对敏感，可作为铅接触高危人群的筛选指标。L-Williamson 等[138] 调查结果表明，长期铅暴露可使感知能力、短时记忆力及心理运动稳定度下降。以上研究均发现铅暴露工人的记忆力、感知运动能力及心理稳定度下降。

（2）血液及造血系统

毒理学实验和前瞻性流行病学研究结果显示，血铅和骨铅浓度可引起高血压、动脉粥样硬化、冠心病和脑血管疾病的发生。铅中毒造成血红蛋白合成障碍，铅还可以抑制 Na$^+$、K$^+$ － ATP 酶的活性，致使红细胞内 K$^+$ 逸出，细胞膜破裂从而导致贫血。

血液卟啉代谢障碍和肾组织损害的血铅生物接触限值为 26 μg/dL[134]。

（3）泌尿系统（肾脏）

动物实验发现，长期暴露于铅环境可引起肾小管萎缩和硬化。流行病学研究结果表明，血铅水平升高可导致肾功能降低，表现为肌酐清除率降低，血肌酐升高和肾小球滤过率降低，且具有累积效应。铅可影响肾小管上皮细胞线粒体的功能，抑制 ATP 酶等的活性，引起肾小管障碍甚至损伤。部分患者肾脏受到损害，主要表现为近曲小管损伤引起的 Fanconi 综合征，伴有氨基酸尿、糖尿和磷酸盐尿，少数重度患者可出现蛋白尿，尿中有红细胞，肾功能减退。尿 NAG 可作为评价铅暴露引起的肾功能损害的敏感生物标志物，肾脏的血铅生物接触限值为 30 μg/dL[134]。田琳等[139]研究发现，尿 NAG 是监测铅暴露工人肾功能损害的最敏感指标，尿 NAG 的 BMDL 值为 270 μg/L。

（4）生殖系统

铅不仅对人体的神经系统、血液系统、造血系统、消化系统、泌尿系统等造成严重损害，还具有生殖毒性。铅影响性激素的合成及下丘脑—垂体—性腺轴的调节功能。主要表现为铅可使男性精子数量减少、活动力减弱和畸形率增加，导致女性月经失调、流产、早产、不育等。万伯健等[140]对某蓄电池厂接触铅作业女工的孕期血铅动态观察也发现，从妊娠头 3 个月起直到分娩，血铅持续保持高水平，达 0.98 μmol/L，婴儿脐带血铅达 0.90 μmol/L。

6.3 暴露数据来源和计算

6.3.1 暴露数据来源

在各企业的职工作业场所的不同位置和不同时间内定点采样，监测作业场所中铅烟及铅尘的浓度，并采用生物监测和个体检测的方法收集、整理资料而来。

6.3.2 计算

6.3.2.1 美国 EPA 风险评估模型

经呼吸暴露：

$$ADD = \frac{C \times InhR \times EF \times ED}{BW \times AT} \tag{6-2}$$

式中，ADD——日平均暴露量，mg/(kg·d)；

C——工作场所空气中污染物铅的浓度，mg/m³；

InhR——呼吸速率，m³/d；

EF——暴露频率，d/a；

ED——暴露时间，a；

BW——体重，kg；

AT——平均暴露时间，d。

　　经口暴露：

$$\text{ADD} = \frac{C \times \text{IR} \times \text{EF} \times \text{ED}}{\text{BW} \times \text{AT}} \qquad (6\text{-}3)$$

式中，ADD——日平均暴露量，mg/(kg·d)；

　　　　C——水中污染物铅的浓度，mg/L；

　　　　IR——饮用水摄入量，mL/d；

　　　　ED——暴露时间，a；

　　　　EF——A 暴露频率，d/a；

　　　　BW——体重，kg；

　　　　AT——平均暴露时间，d。

　　经皮肤途径暴露：

$$\text{ADD} = C \times \text{SA} \times \text{AF} \times \text{ABS} \times \text{EF} \times \text{ED} \times \text{BW} \times \text{AT} \qquad (6\text{-}4)$$

式中，ADD——日平均暴露量，mg/(kg·d)；

　　　　C——接触介质中铅浓度，mg/L；

　　　　SA——与污染介质接触的皮肤表面积，cm^2；

　　　　AF——污染物的皮肤吸附因子，mg/(cm^2·h)；

　　　　ABS——皮肤吸收系数；

　　　　ED——暴露时间，a；

　　　　EF——年暴露天数，d/a；

　　　　BW——体重，kg；

　　　　AT——平均暴露时间，d。

6.3.2.2　罗马尼亚风险评估模型

$$N_r = \frac{\sum_{i=1}^{n} r_i \cdot R_i}{\sum_{i=1}^{n} r_i} \qquad (6\text{-}5)$$

式中 N_r——工作场所总体风险因子；

　　　r_i——风险因子 i 的等级；

　　　R_i——风险因子 i 的风险等级；

　　　n——工作场所识别的风险因子数量。

6.3.2.3　澳大利亚风险评估模型

应用电子版或手工版风险计算器来分析风险。在风险等级计算器中对应的条线上选择或标记出合适的后果、暴露和概率等值。如果有电子版风险等级计算器，那么能自动画线确定风险水平。如果使用手工版本，则先从概率点值到暴露点值画一条直线并延长到中间连接线上，标出两条线的交点，然后从连接线上那个点到后果点值画线延到风险等级线上来确定风险水平。

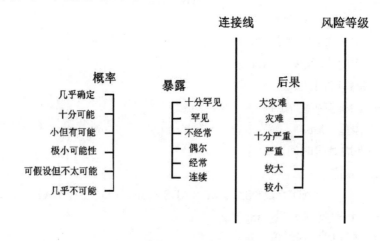

图 6-1　澳大利亚风险计算手动版

6.3.2.4　新加坡风险评估模型

$$Risk= \sqrt{HR \times ER} \qquad\qquad (6-6)$$

式中，HR——危害等级（1～5级），见表 6-1；

　　　ER——暴露等级（1～5级）。

表 6-1　危害等级（HR）

HR	作用／危害分类描述	化学物举例
1	① 未知的健康危害 ② ACGIH A5 致癌因素 ③ 未作为有毒有害分类	氯化钠、丁烷、丁基合成橡胶、醋酸盐、碳酸钙
2	① 对皮肤、眼或黏膜的可逆性作用，不足以引起严重健康危害 ② ACGIH A4 致癌因素 ③ 皮肤敏感和皮肤刺激	丙酮、丁烷、醋酸 (10%)、钡盐、铝尘

HR	作用 / 危害分类描述	化学物举例
3	① 可能的人或动物致癌或致突变因素，但其数据是不充分的 ② ACGIH A3 致癌因素 ③ IARC Group 2B ④ 腐蚀性物质（pH 3 ～ 5 或 9 ～ 11）、呼吸道敏感、有害化学物	甲苯、二甲苯、氨、丁醇、乙醛、乙酸酐、苯胺、锑
4	① 以动物研究为基础的有很可能的人类致癌、致突变或致畸因素 ② ACGIH A2 致癌因素（ACGIH A2 carcinogens） ③ NTP Group B ④ IARC Group 2A ⑤ 强腐蚀性物质（pH 0 ～ 2 或 11.5 ～ 14） ⑥ 有毒化学物 Toxic chemicals	甲醛、镉、甲基氯化物、乙烯基氧化物、丙烯腈、1,3- 丁二烯
5	① 已知的人类致癌、致突变和致畸因素 ② ACGIH A1 致癌因素 ③ NTP Group A ④ IARC Group 1 ⑤ 强有毒化学物	苯、对二氨基联苯、铅、砷、铍、溴、氯乙烯、汞、石英

暴露等级（ER）：将接触浓度（E）与职业容许接触限值（PEL，可用 PC-TWA 代替）相比确定接触等级，见表 6-2。空气监测资料可用时，每周的时间加权平均接触可采用下列公式估计。

$$E = \frac{F \times D \times M}{W} \tag{6-7}$$

式中：E——每周接触，mg/m^3。

F——每周的接触频度，每周次数。

M——接触强度，mg/m^3。

W——每周平均工作小时数，40h。

D——每次接触的平均持续时间，h。

表 6-2 暴露等级（ER）

E/PEL	暴露等级
＜ 0.1	1
0.1 ～ 0.5	2
0.5 ～ 1.0	3
1.0 ～ 2.0	4
≥ 2.0	5

表 6-3   风险评定分级

风险等级	分级水平	风险等级	分级水平
1	可忽略风险	4	高风险
2	低风险	5	极高风险
3	中等风险		

6.3.2.5   国际采矿与金属委员会风险评估模型

（1）定量法技术原理

$$RR = C \times PrE \times PeE \times U \qquad (6-8)$$

式中，RR——风险值；

　　　　C——职业健康后果；

　　　　PrE——暴露概率等级；

　　　　PeE——暴露时间等级；

　　　　U——不确定性等级。

将被评估岗位工人职业危害因素的 4 个参数代入风险定量评估模型以计算健康风险，并对照 ICMM《职业健康风评估操作指南》中风险等级划分标准确定风险等级，具体参数详见表 6-4 至表 6-8。

表 6-4   健康后果等级

职业健康后果 C	等级
不太可能对健康造成影响	1
不危及生命的可逆健康影响	15
永久性不良影响，但不会显著影响生命质量和寿命。健康影响可能是导致职业和生活方式变化的轻度功能受限或残疾	50
不良健康的影响一般是永久性的，并可能导致生活质量和寿命显著下降。持续暴露通常可能导致永久性生理或精神障碍，或长期功能障碍性疾病	100

表 6-5   暴露概率等级

暴露概率 PrE	等级
低	3
中	6
高	10

表 6-6   暴露时间等级

暴露时间 PeE	等级
每年 1 次	0.5

暴露时间 PeE	等级
1 年几次	1
每月几次	2
连续暴露 2~4h	6
连续暴露 8h	10

表 6-7　不确定性等级

不确定性 U	等级
确定	1
不确定	2
非常不确定	3

表 6-8　风险等级及相应措施

风险值 RR	风险等级	措施
＜ 20	可容忍风险	要求立即停止或关闭
20 ~ 69	潜在风险	要求立即采取措施并制定永久解决方案
70 ~ 199	高风险	要求尽快采取措施
200 ~ 399	非常高风险	要求采取措施或进行监测
≥ 400	不可容忍风险	要求进行监测

（2）定性评估——矩阵法

矩阵法使用健康危害等级和控制措施有效性等级两个参数，在健康风险评估矩阵中可查得职业健康风险等级，详见表 6-9。

表 6-9　健康风险等级矩阵

健康危害等级	健康危害描述	控制措施有效性等级		
		低	中	高
		OELS 的 0% ~ 50%	OELS 的 50% ~ 100%	大于接触限值
1	该接触水平不太可能对健康造成影响	没有 / 非常低风险	低风险	中等风险
2	造成不危及生命的可逆健康影响			
3	造成永久性不良健康影响，但不会显著影响生命质量和寿命，健康影响可能是导致职业和生活方式变化的轻度功能受限或残疾	低风险	中等风险	高风险
4	造成的不良健康影响一般是永久性的，并可能导致生活质量和（或）寿命的显著下降。持续接触通常可能导致永久性的生理或精神障碍，或长期功能障碍性疾病	低风险	中等风险	高风险

6.4   统计方法

利用线性回归、曲线回归、卡方检验、Logistic 回归模型等，再做出剂量—反应关系的曲线图。

6.5   模型选择依据

6.5.1   依据铅的理化性质

不与水作用。与盐酸反应时，生成溶解度小的氯化铅覆盖在铅的表面，使反应终止。与硫酸的作用和盐酸相似。能溶于浓热的硫酸中，生成可溶性的硫酸氢铅。溶于稀硝酸，生成硝酸铅，故测定铅含量时常配制成硝酸铅溶液。

6.5.2   依据铅的毒性效应

铅对生物体具有多方面的毒性，可导致智力低下、造血机能障碍、高血压、肾病等。铅还对各个系统存在毒性效应，如对神经系统，铅可以通过阻碍钙对神经系统的生理作用干扰钙对神经递质的释放；对血液及造血系统，铅中毒造成血红蛋白合成障碍，铅还可以抑制 Na^+、K^+-ATP 酶的活性，致使红细胞内 K^+ 逸出，细胞膜破裂从而导致贫血的发生；就泌尿系统而言，铅可影响肾小管上皮细胞线粒体的功能，抑制 ATP 酶等的活性，引起肾小管障碍甚至损伤；就生殖系统而言，铅影响性激素的合成及下丘脑—垂体—性腺轴的调节功能。主要表现为铅可使男性精子数量减少、活动力减弱和畸形率增加；铅可导致女性月经失调、流产、早产、不育等并影响个体发育；对神经—心理—行为发育具有毒性效应。

6.5.3   依据风险评估的目的

本书风险评估针对有关铅的职业病危害现状，详细研究其在人群中的毒性资料。通过对毒性资料的研究分析进行职业暴露的剂量—反应关系评价和健康风险评估，并对不同对象提出合理建议和改进措施。通过收集和整理铅的健康危害表征、铅职业暴露情况以及国内外工作场所铅相关标准，研究分析铅标准制定的基础和优缺点，为铅标准的制定和其合理性提供支持，为制定职业病防治策略提供技术依据。

6.5.4　依据评估范围来选择模型

以生产过程中存在铅危害的工厂及企业为评估范围，以铅作业劳动者为评估对象，对作业场所环境中铅浓度和职业接触人群血中铅水平进行检测和评估，并收集、分析历年检测和健康监护数据，结合职业卫生组织管理模式，总结控制职业性铅危害的经验。

7 职业健康风险评估

7.1 可容忍的摄取量和可容忍的浓度的判断标准

世界卫生组织（WHO）建议铅的每日容许摄取量（Tolerable Daily Intake，TDI）为 0.007 mg/（kg·d）。美国环境保护局（U.S. EPA）规定饮水中的含铅量不得超过 15 μg/L，铅的 TDI 为 0.003 6 mg/（kg·d），即 60 kg 的成人每日铅可容许摄取量为 0.216 mg，每人每日摄入低于此量，则终身不受毒害。美国疾病预防控制中心（Centers for Disease Control and Prevention, CDC）建议全国 1～2 岁的孩童都必须进行铅暴露的检验。此外，必须接受铅含量检测的儿童还包括：3～6 岁未曾接受过铅暴露检验的孩童；接受公家资助如医疗辅助或补给食物的贫困户，包括妇女、儿童以及孩童；住的房子或常造访、暂住的房子建于 1950 年以前，或是暂住的房子建于 1978 年以前且近期进行了改建的；以及兄弟姊妹或玩伴曾经有铅中毒者。CDC 认为血铅浓度达到 10 μg/dL 将会对孩童造成危害。我国台湾劳工作业环境空气中铅及其化合物的 8 h 日时量平均容许浓度（PEL-TWA）为 0.05 mg/m³。我国一般饮用水中铅含量的安全界限是 100 μg/L，而最高可接受水平是 50 μg/L。后来又进一步规定自来水中可接受的铅的最大浓度为 50 μg/L（0.05mg/L）。依据《工作场所有害因素职业接触限值 第 1 部分：化学有害因素》（GBZ 2.1—2007），铅尘和铅烟的 8 h 时间加权平均容许浓度（PC-TWA）分别为 0.05 mg/m³ 和 0.03 mg/m³，超限倍数为 3 倍。在我国职业性慢性铅中毒诊断标准中，将有密切铅接触史，无铅中毒临床表现，血铅 ≥ 400 μg/L 或尿铅 ≥ 70 μg/L 者列为观察对象，血铅 ≥ 600 μg/L 或尿铅 ≥ 120 μg/L 者列为轻度铅中毒。血铅、尿铅含量的测定是较为准确的判断铅容忍的摄取量和可容忍的浓度的标准。

7.2　选择 / 建立职业健康风险评估模型

7.2.1　风险评估的基本步骤

健康风险评估兴起于 20 世纪 70 年代，通过预测有害因素对机体造成损害效应的概率，评估接触到该因素的机体受到影响的风险水平。1983 年出版的《联邦政府的风险评价：管理程序》报告确定了风险评价基本程序，主要包括健康危害识别、剂量—反应关系评价、暴露评价和健康风险特征分析等四个步骤。

（1）危害识别阶段

识别有害因素的毒性强度、进入人体的途径，包括呼吸道、消化道和皮肤等三条途径，了解有害物质进入体内的剂量以及有害物质所引起的机体健康危害。

根据欧盟危害分类和风险术语进行判断：Ⅰ级，毒性极强或高度危害；Ⅱ级，有毒或中度危害；Ⅲ级，有害或低度危害；Ⅳ级，极小危害。

（2）剂量—反应关系评价

是指有害因素的剂量与某一群体中反应强度之间的关系。用于研究外来化合物的剂量与在群体中呈现某种特定效应个体百分数之间的关系。剂量—反应关系曲线有 S 型、抛物线型、直线型等。它是外来化合物安全性评价的重要资料，有助于发现有毒物质的毒效应性质，是安全性评价和危险性评价的重要内容。

（3）暴露评价

暴露评价可用来确定待评价化合物的暴露途径、类型、浓度或强度和时间等。暴露浓度或强度包括职业环境中的浓度、进入机体内剂量和生物有效剂量。暴露途径如图 7-1 所示。

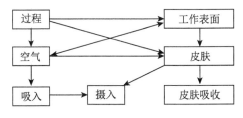

图 7-1　暴露途径

暴露等级分为：A 级，超过接触限值，需要控制措施；B 级，显著暴露，需要监测和行动限制；C 级，有一些暴露，但无明显效应；D 级，工作场所暴露极少，不需要特殊控制；E 级，工作场所没有暴露，不需要特殊控制。

（4）健康风险特征分析

健康风险特征分析是风险评估的总结阶段，通过对前三个阶段的评估结果进行综合分析，在暴露评估和毒性评估的基础上表征人群健康风险，它是连接风险评值与风

险管理的桥梁，分为非致癌风险和致癌风险，对于非致癌风险，当非致癌危险度超过
1时，认为会对人体健康产生危害，对于致癌风险，一般认为当人群终身患癌超额危险
度为 $10^{-6} \sim 10^{-4}$ 时，致癌物的浓度或剂量为可接受水平；当终身患癌超额危险度小于
10^{-6} 时，通常认为危险管理必要性不大；当终身患癌超额危险度大于 10^{-4} 时，认为
该致癌物的浓度或剂量是不可接受的，必须采取必要的风险管理措施。

7.2.2 铅职业健康风险评估模型的选择

铅主要是通过吸入产生健康危害，定量风险评估宜采用较为经典的"美国 EPA 吸
入风险评估模型"。此方法适用于科研人员及标准制定者。

《工作场所职业病危害作业分级 第 2 部分：化学物》(GBZ/T 229.2—2010) 提出，
在全面掌握铅毒性资料及毒性分级的基础上，可结合作业人员铅暴露水平和体力劳动
强度的基础上进行分级。因此，该标准适宜对涉铅作业场所进行定性风险评估。此方
法适用于职业卫生技术服务机构日常监测与评价，便于企业自我管理，也是监督管理
机构监管的依据。

两种风险评估方法各有其优缺点，对比见表 7-1。

表 7-1 两种风险评估方法对比

风险评估方法	优点	缺点
美国 EPA 吸入风险评估模型（定量）	①该模型是针对健康效应的风险评估。 ②可计算出危险度，能定量或定性评估铅作业人员职业健康风险大小。 ③可计算致癌风险	①未考虑工程防护设施、个人防护、职业卫生管理、个人操作习惯等因素对风险水平的影响。 ②对于同时接触物理因素，如噪声、高温等的情况，无法准确评估。 ③ RfC 往往只针对某个观察终点，较难综合评估多个健康效应的风险
工作场所职业病危害作业分级（定性）	①操作性强，便于企业针对不同的铅作业岗位进行分级管理。 ②有对应的分级管理原则，可根据危害级别不同，采取相应的控制措施	相对比较粗略，未考虑工程防护设施、个人防护、职业卫生管理、工龄等因素的影响差异，无法确定同一岗位不同作业人员的职业健康风险大小

7.3　进行职业健康风险评估

7.3.1　美国环保局健康风险评估

由于职业环境中产生的铅尘和铅烟主要通过呼吸道进入作业工人体内，因此铅的健康风险评估将根据美国环保局建立的通过呼吸系统进入人体所引起的健康风险评价模型计算铅对作业工人的非致癌风险和致癌风险。

非致癌风险 = （污染物浓度 × 呼吸速率 × 暴露时间 × 暴露频率 × 暴露持续时间）/

（体重 × 总平均接触时间）/ 参考剂量 ×10⁻⁶　　　　（7-1）

致癌风险 = （污染物浓度 × 呼吸速率 × 暴露时间 × 暴露频率 × 暴露持续时间 /

（体重 × 总平均接触时间）× 致癌强度系数 ×10⁻⁶　　　　（7-2）

以上等式中的参数采用美国环保局推荐值并作适当修改：呼吸速率 =20 m³/d，暴露时间 = 8h，暴露频率 =365×5/7=261 d/a，暴露持续时间在式（7-1）和式（7-2）中分别为 70 a 和 30 a，体重 =70 kg，总平均接触时间 =40×261 d。铅经食入途径和皮肤接触的参考剂量均为 0.001 4 mg/(kg·d)，经食入途径的致癌强度系数为 0.008 5 mg/(kg·d)，美国环保局未给出铅经呼吸道吸入途径的参考剂量和致癌强度系数，但有文献认为可等同于食入途径的参考剂量。

7.3.2　工作场所职业病危害作业分级

第一步：我国现行标准《职业性接触毒物危害程度分级》（GBZ 230—2010）是职业性接触毒物危害程度分级的技术依据，也是工作场所职业病危害分级、有毒作业分级和建设项目职业病危害分类管理的重要技术依据。

表 7-2　职业性接触铅危害指数（THI）计算

积分指标		文献资料数据	危害分值（F）	权重系数
急性吸入 LC_{50}	气体 /（cm³/m³）	—	—	5
	蒸气 /（mg/m³）	—	—	
	粉尘和烟雾 /（mg/m³）	无急性吸入 LC_{50}，参考经口 LD_{50}	2	
急性经口 LD_{50}/（mg/kg）		100（大鼠）	2	
急性经皮 LD_{50}/（mg/kg）		无急性经皮毒性数据，但可经皮吸收	2	1
刺激性与腐蚀性		无刺激性与腐蚀性	0	2
致敏性		无致敏性	0	2
生殖毒性		明确的人类生殖毒性	4	3
致癌性		IIB 类，可疑人类致癌物	2	4

积分指标	文献资料数据	危害分值（F）	权重系数
实际危害后果与预后	器质性损害，脱离接触后可治愈	2	5
扩散性（常温或工业使用时状态）	固态，使用时形成烟或尘	3	3
蓄积性（或生物半减期）	生物半减期 25 天～ 20 年	3	1
毒物危害指数	54		
职业危害程度分级	高度危害（Ⅱ级）		

第二步：根据《工作场所职业病危害作业分级　第 2 部分：化学物》（GBZ/T 229.2—2010），在全面掌握铅毒性资料及毒性分级的基础上，结合作业人员接触铅的水平和劳动体力强度的基础上进行分级。

具体操作步骤如下：

a. 铅的危害程度级别权重数（W_D）判定：铅尘、铅烟均属于高毒物品，可判定其 W_D 为 8。

b. 计算职业接触比值（B），可按式（7-3）计算。

$$B = \frac{C_{TWA}}{PC\text{-}TWA} \tag{7-3}$$

式中：B——铅职业接触比值；

C_{TWA}——工作场所现场测量的空气中铅时间加权平均浓度；

PC-TWA——铅时间加权平均容许浓度，铅尘为 0.05 mg/m³，铅烟为 0.03 mg/m³。

若职业接触比值 $B \leqslant 1$，则权重数 W_B 取 0；若职业接触比值 $B > 1$，则权重数 W_B 取 B。

c. 确定劳动者体力劳动强度权重数 W_L，见表 7-3。

表 7-3　劳动者体力劳动强度权重数 W_L

体力劳动强度级别	权重数（W_L）
Ⅰ（轻）	1.0
Ⅱ（中）	1.5
Ⅲ（重）	2.0
Ⅳ（极重）	2.5

注：体力劳动强度级别按 GBZ/T 189.10—2010 执行。

d．计算有毒作业分级指数 G，按式（7-4）计算。

$$G = W_D \times W_B \times W_L \tag{7-4}$$

式中，G——分级指数；

W_D——铅的危害程度级别的权重数；

W_B——工作场所空气中铅职业接触比值的权重数；

W_L——铅作业人员体力劳动强度的权重数。

e. 根据分级指数，有毒作业分为四级，见表 7-4。

表 7-4　有毒作业分级

分级指数（G）	作业级别
$G \leqslant 1$	0 级（相对无害作业）
$1 < G \leqslant 6$	Ⅰ级（轻度危害作业）
$6 < G \leqslant 24$	Ⅱ级（中度危害作业）
$G > 24$	Ⅲ级（重度危害作业）

举例说明：

检测某蓄电池企业干式灌粉作业岗位，8h 时间加权浓度（TWA）为 0.10 mg/m³，体力劳动强度为Ⅱ（中）。

计算得出：$G = W_D \times W_B \times W_L = 8 \times \dfrac{0.10}{0.05} \times 1.5 = 24 = 24$

确定该岗位为Ⅱ级（中度危害作业），在目前的作业条件下，很可能引起劳动者的健康损害。应及时采取纠正和管理行动，限期完成整改措施。劳动者必须使用个人防护用品，使劳动者实际接触水平达到职业卫生标准的要求。

8 不确定因素分析

　　由于健康风险评估的方法众多，风险评估模型的选择和模型参数的获取、模型的适用性和假设、毒理学数据以及人群行为方式等均存在客观和主观的不确定因素。评估中的不确定性可以来源于风险评估的各个阶段：如研究对象所在区域人群暴露本底，职业人群职业病危害因素的暴露途径、暴露频率（如每年接触多少天）、暴露持续的时间、生产中所用物料的数量、物料的分散性和挥发性以及暴露控制的类型、两个或更多环境因素产生相加或者相乘作用；铅样品采集方法、采样流量、采样时间、气象条件；铅浓度测定方法和测定条件等。

　　在铅风险评估中，作业场所空气中铅浓度与血铅关联最不好确定，可能的原因有：①空气铅的数据有限；②抽样代表的是区域的值，而非个人的值；③粒子大小与铅的黏附度；④"本底"暴露量（通过食物、水以及空气）有多种途径；⑤酒精饮料和吸烟的暴露没有考虑；⑥个人的铅代谢没有考虑；⑦骨骼池中释放的铅造成的暴露可能非常重要；在一系列的研究中，血铅和空气铅浓度之间的关系一直备受关注。一些研究发现当空气铅浓度升高，血铅的饱和度受限制，大多数研究显示两者呈非线性关系。而不同研究中其关系曲线是有差异的。从事铅电池生产（暴露于可溶性的铅氧化物和铅硫化物）工作的工人的血铅浓度高于含铅玻璃生产（铅的可溶度很低）工厂的工人。多数研究都基于高水平的空气铅暴露。然而美国（Ulenbelt et al., 1990；Hodgkins et al., 1992）和印度（Masci et al., 1998）工人在低暴露强度时也同样适用。在关于20个西班牙冶炼厂工人的一项研究中，曲线的斜率是根据较小范围的数据计算出的（De Medinilla & Espigares, 1991）。而当使用瑞典专门的职业条件评估计算时，必须考虑工作以外的"本底"暴露量，其浓度在瑞典比许多其他国家低（Skerfving et al., 1999）。同时历史暴露后骨骼释放的铅，也会影响血铅与空气铅的关系（Schwartz et al., 1994, 1995）。工人的自身生活方式（特别是在工作场所吃食物、吸烟）也会影响血铅浓度（Hodgkins et al., 1992；Far et al., 1993；Maheswaren et al., 1993；Chuang et al., 1999），因此,同一个工厂可能有许多因素影响血铅和空气铅的关系。在研究职业性暴露工人时，模型同样显示空气浓度和血铅非直线关系。这就意味着,在瑞典低浓度的空气铅环境下,无论是暴露职业场所还是非职业场所，只要暴露量有轻微的增加都会导致血铅大幅度的上升。国内（2013）对油漆职业人群的血铅水平及其健康状况的流行病学研究发现：血铅检测阴性工人为 679 例，占 90.3%；血铅与类神经症（OR=1.884）、消化系统症状（OR=1.899）、末梢神经症状（OR=2.084）、心电图异常（OR=2.075）、血压（OR=2.042）、微球蛋白增高(OR=2.044)有统计学关联；经常吸烟（OR=2.649）、偶尔饮酒（OR=0.538）、偶尔在车间抽烟或饮食（OR=2.027）、经常在车间抽烟或饮食（OR=3.587）、抽烟前及饭前偶尔洗手（OR=0.256）、抽烟前及饭前经常洗手 (OR=0.293)、换口罩周期两周以上（OR=1.895）与血铅有统计学关联。这些表明职业、生活的场所、食物、酒精、吸烟、年龄、性别以及社会经济地位都可能决定铅的暴露量。一些铅职业工作者，下班后无心地把铅物质带回家，也造成家人的铅暴露。酒精饮料和吸烟（包括二手烟）也可以导致铅暴露的发生。这些因素都可能成为铅风险评估中的不确定因素。

　　因此，在进行职业健康风险评估时要充分考虑到：样本采集方法的可靠性，样品检测方法和检测条件的稳定性，模型参数的可变性，并应进行适当的修正和转换，尽可能降低风险评估模型的不确定性。

　　下面以 Michael A. Jayjock 的暴露不确定度分析工具为例，以期在铅职业暴露风险评估时作为参考。

　　Michael A. Jayjock 的暴露不确定度分析工具中指出：当检查工人暴露的决定因素不确定度时，通常认为是由于两种类型的来源造成的。类型 1 是这些预测在任何特殊情况下的自然属性变化；类型 2 是对这些变量的基本属性缺乏了解。

　　根据相关数据，第一种不确定度可以用抽样统计来描述，反过来，这也提供了测量或评估的准确度范围。

　　第二种类型的不确定度（标志着基本知识的匮乏）通常而言更加复杂，因此，这种类型通常占据主导地位。它展示了一个重要的事实"对于未了解的事实我们是不知道的"。因此，重要的是要理解并尽可能详细地描述这些缺少的基础知识，以便那些参考我们成果工作的人们能够理解和掌握它的优缺点，并做出明智的决定。

　　本章描述了两种类型的不确定度分析。第一种更加传统的方法是在合理的最坏的情况下进行预测和描述各个变量的不确定度敏感性。第二种方法使用最近的计算机模拟技术，如水晶球和风险估算结果的范围和预测变量的灵敏度。

　　本章以一个简单的室内空气模型为例，该模型具有三个变量：

$$C = \frac{G}{Q} \tag{8-1}$$

式中，C——空气平衡时毒物的浓度，mg/m^3；

　　　G——稳定生成率，mg/h；

　　　Q——稳定通风率，m^3/h。

（1）合理的最差案例

传统的描述风险评估中的不确定度的方法是给予合理的最坏情况下的评估或模型。

在这个案例中，职业卫生专家通常会选择最坏的情况（最高的 G 值和最低的 Q 值）去估计最差情形下的 C 值。然后这个可以结合最好情况下的估计值（最低的 G 值和最高的 Q 值）去获得 C 值的范围。最后，无论是最佳或最坏情况下，G 或 Q 的灵敏度可以通过单独计算这些变量从最大到最小的变化而来确定。

这种方法的实际情况是，当要求对潜在暴露的单个或"白线"的程度范围进行预测时，往往只是对最差情况估计的报道和使用。这个最差情况下的单个值是对所有预测中的所有最差情况下的不确定度的综合。这个模型只有两个变量，而通常估计暴露值时很多变量对应着更高阶的复合。历史上，提到的平均情况或者最好情况往往是被删除的。由于查看结果的人们缺乏相应的知识，这样做基本上隐藏了不确定度中的有用信息，在这种情况下预测误差带的相对宽度是没有意义的。

这个例子中，稳定生成率（G）呈现正态分布，其平均值为 50 mg/h，标准差为 5 mg/h（以上是第一种不确定度类型，为自然变量）。卫生学家将 G 值最坏情况评估定义为 3 倍的标准差，就是（50+15）mg/h，即 65 mg/h，该值 99.8% 可能性大于预测设置值。最好的情况定义为平均值减去 3 倍的标准差，为 35 mg/h。

结果是：

① 合理的最差值 G=65 mg/h；

② 平均值 G=50 mg/h；

③ 合理的最好值 G=35 mg/h。

在这个例子中，稳定通风率（Q）只有很少的确定性信息和知识（这是第二种不确定性类型，不确定性被忽视或知识缺乏）。据了解，在大型或小型的工业环境中使用特定的物质几乎总是不利于局部排气的。根据相关文献，工业卫生专家有理由相信，全面通风的换气率不可能低于每小时 0.2，大于 30 的可能性也不大（Q= 每小时气体变化率 × 房间体积）。鉴于假设的例子中的知识基础，稳定通风率的平均水平或者"最有可能"水平没有什么明显的意义。我们可以猜测它介于 0.2 和 30 之间，但是如果一个人要是没有知识和信心，这样做也是不明智的。

由此可以认为，① 每小时最坏换气率 =0.2；② 每小时最好换气率 =30。

通过传统的"合理最坏值"评估获得最坏的 G 值（平均值加上 3 倍标准差 50 mg/h+ 3×5 mg/h = 65 mg/L），以及使用估计的最差情况的每小时通风换气率 0.2。给定一个相对较小的房间为 3m×3m×2m（注意也可以使用其他的房间大小，不是为了使本案例简化）。

从而估计的最差平衡浓度为

$$C = \frac{65\text{mg/h}}{(0.2/\text{h}) \times (18\text{m}^3)} = 18.1\text{mg/m}^3$$

好的情况为：

$$C = \frac{35\text{mg}/h}{(30/\text{h}) \times (18\text{m}^3)} = 0.065\text{mg/m}^3$$

由于对估计平均通风率没有足够的信心使用换气率为 1，因而没有平均值。

在这个案例中，最好到最坏情况的暴露预测值相差 278 倍。

很明显，由于稳定通风率的变化从 0.2 到 30 超过 150 倍，而稳定生成率的变化从 35～65，变化相差小于 2 倍，因此，通风率是最敏感的预测值。

（2）蒙特卡罗计算机模拟

蒙特卡罗技术被定义为计算机辅助随机概率分析（如随机机会），它能对暴露预测以及伴随着预测所体现的不确定度等提供更加容易获得完整的信息。本质上，预测变量（G 和 Q）能够形容为分布，而不是最佳点，最差点或者平均点。

本例中，G 值具有一个正态或者高斯分布，平均值 50 mg/h，标准偏差为 5.0（见图 8-1）。Q 为每小时空气变化从 0.2 到 30 而呈现出均匀分布（范围内的数值发生的概率均等，范围外的数值发生概率为 0，见图 8-2）。在房间大小为 3m × 3m × 2m 时，Q 值范围在 3.6～540m³/h 内均匀分布。

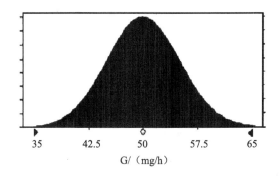

图 8-1　正态分布的产生率

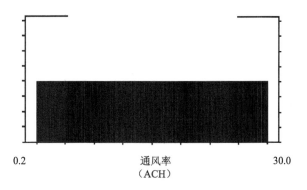

图 8-2　一致性分布的通风率

需要注意的是，由于知识的缺乏而导致每小时气体变化选择的分布有所区别。重要的是要认识到这种分布不是实际情况，而是从个人现实的知识角度来看最好的主观描述。极大可能性的存在一些空气变化率低于 0.2 或者大于 30，对普遍适用的值也存在一定的集中趋势；但是在目前的状态下，这个分布代表着根据最佳的知识程度和经验判断而获得的定量分析。如果有学者能够获得更好的数据，那么他就能够根据相关信息重新定义评估分布而更加接近实际情况。

这种分析因此允许"分布"[更准确地成为一个概率分布函数或者概率密度函数（PDF）]应用于 G 和 Q 这两种输入变量。这些概率分布函数反映了我们的理解和数据的质量。使用个人电脑和相关软件（Crystal Ball），可以计算和获得大数目（10 000 以上）的独立样本包含每个变量设定的不同数值和对应空气浓度分布的预测。通过对不同输入参数的 PDF 选择值进行浓度算法估算，从而获得空气浓度分布等数据。这些数据由已知或推断的范围、平均值和独立输入参数的概率分布等所限制，由此产生的输出包含各种预测可能的结果通过图表显示。该图表包括平均浓度以及任何浓度的上下限概率，也提供了上限和下限作为分布的结果（见图 8-3）。

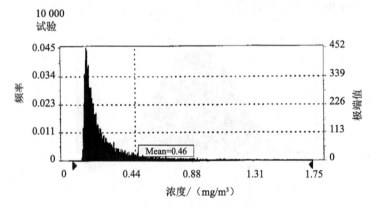

图 8-3　预测浓度频数

本例中，中位数是 0.19 mg/m³；平均数是 0.46 mg/m³；第 5 百分位是 0.09 mg/m³；第 95 百分位是 1.7 mg/m³。有意思的是，在 10 000 次模拟运行中，最差情况下的 18.1 mg/m³ 也没有达到，同样地，最低值（第 0 百分位）是 0.07 mg/m³，相对而言比较接近最好的绝对值 0.065 mg/m³。蒙特卡罗分析的另外一个优势是它能敏感地分析出每个变量对不确定度或者预测变化的贡献情况。这又告诉风险评估人员或者管理人员哪些部分是由于自然波动引起，而不是由于知识缺乏引起的。鉴于此信息，我们可以确定最有效的资源分配，或许能细化暴露的评估和风险。本例中，灵敏度分析显示方差的分布模型见图 8-3。

图 8-3 中，G 值和 Q 值评估对于方差预测贡献分别为 2.4% 和 97.6%，知识缺乏在这种情况下占据了主要的不确定性。更重要的是，它使评估的第 95% 浓度明显高于具有更加准确描述的通风率所造成的浓度。

（3）有效性

某些例子中，我们可能有实际场景暴露的数据。尽管第二种类型的不确定度代表着我们对现实世界的最佳预测，但是它有可能不真实。按理说这种类型的分布也会有类似的构成，因为它代表了一个人的主观写照。然而，每个人都应该完全相信实际暴露的数据以及应该用于预测的分布。如果不是，则对于第二种类型预测变量的分布存在一个严重的判断错误。对实际暴露数据的分布和预测的分布进行比较能够对第二种类型的不确定度的假设提供一个真实的检验。当然，如果卫生学家具有很好的数据集，他并不需要进行如上述所获得的元素不确定度的复合分析。

由于受技术手段与方法限制，目前国内对铅健康风险评估还停留在起步阶段，风险评估中可能存在诸多的不确定性，Michael A. Jayjock 的暴露不确定度分析工具可以提供评估时的参考。

今后应该充分认识职业环境中铅健康风险的重要性，积极借鉴相邻学科技术和手段，进一步加强不同暴露途径铅的参考剂量和致癌强度系数、铅负荷、铅排放因子、铅生物有效性及其安全风险评价等方面的研究。

9　建议

9.1　对政府的建议

9.1.1　健全有毒作业场所监督管理法律体系

由于职业卫生监管职能由卫生行政部门调整到安监部门,《使用有毒物品作业场所劳动保护条例》中对于监管部门的提法已经不适应现实要求,使得执法部门无法依据该条例进行监管执法,建议政府尽快修订该条例。完善配套法规,明确使用高毒物品作业的用人单位监测评价管理要求,改善使用有毒物品的作业环境,保护劳动者健康并控制职业中毒的发生。

对涉铅有毒作业场所要加强监督执法,不断强化企业职业卫生防护主体责任和意识。对长期不能稳定达标排放铅标准的企业,依法责令其停产治理或关闭。

9.1.2　加强多部门联动,建立部门协调工作机制,推动信息共享

扩大职业病防治联席会议参与部门,建立安监部门、卫生部门、工信部门、环保部门、人社部门、工会等多部门共同参与有毒物品管理协调工作机制,并加大对违法行为的查处力度,维护公平的市场秩序,从源头控制铅污染与铅危害。

随着产业结构和就业状态的改变,接触铅及其化合物的工人流动性加大,无法长期动态了解这一人群的职业健康状况。应利用互联网技术,建立与完善“互联网＋职业健康”监护平台,确保职业健康检查信息完整及时上报,并实现信息共享,以便动态掌握铅及其化合物作业人群的健康信息,保障他们的职业健康。

9.1.3 加强前期预防，对涉铅企业的职业病危害加以重点监控

在目前监管与技术服务力量不足的情况下，可以酌情放开对一般行业的限制，有重点地针对高毒作业开展建设项目职业卫生"三同时"，从源头上消除和控制职业病危害将会起到非常重要的作用。

对重点涉铅企业全面实行监测（如蓄电池企业），长期进行跟踪监测评估，确保信息监测准确性和有效性。

9.1.4 政府鼓励与支持降低铅暴露的生产设备的开发和应用

支持工艺技术革新，推动产业转型升级，加速锂电池等产业的替代升级。

9.2 对职业人群的建议

9.2.1 提高防护意识，主动保护自身健康

依法维护自身权益，主动采取保护措施。对违反职业病防治相关法律、法规以及危及生命、健康的行为提出批评、检举和控告，拒绝违规指挥和强令进行没有职业中毒危害防护措施的作业。

9.2.1.1 上岗前

在正式上岗前，劳动者有权从用人单位获得下列资料：①作业场所使用的铅及其化合物的特性、有害成分、预防措施、教育和培训资料；②铅及其化合物的标签、标识及有关资料；③铅及其化合物安全使用说明书；④可能影响安全使用铅及其化合物的其他有关资料。

9.2.1.2 在岗期间

在岗期间，劳动者享有下列职业卫生保护权利：①获得职业卫生教育、培训；②获得职业健康检查、职业病诊疗、康复等职业病防治服务；③了解工作场所产生或者可能产生的职业中毒危害因素、危害后果和应当采取的职业中毒危害防护措施；④要求用人单位提供符合防治职业病要求的职业中毒危害防护设施和个人使用的职业中毒危害防护用品，改善工作条件；⑤对违反职业病防治法律、法规，危及生命、健康的行为提出批评、检举和控告；⑥拒绝违章指挥和强令进行没有职业中毒危害防护措施的作业；⑦参与用人单位职业卫生工作的民主管理，对职业病防治工作提出意见和建议。

在岗期间，劳动者需要履行的义务有：学习和掌握相关职业卫生知识，遵守有关劳动保护的法律、法规和操作规程，正确使用和维护职业中毒危害防护设施及其用品；发现职业中毒事故隐患时，应当及时报告。

9.2.2　培养良好的习惯

（1）严格遵守操作规程，并按规定正确佩戴个人防护用品，做好自身防护工作。

（2）严禁在车间内吸烟、喝水、进食；饭前用含3%的醋酸溶液洗手，消除黏附在手上的铅粉；不能穿被污染的工作服进入食堂、会议室、饮水间等生活场所或出厂；下班后须做到淋浴、漱口、换干净衣服后方可离开；培养健康的生活方式。

（3）注意饮食营养：避免食用过分油腻的食品，日常饮食选用含钙充足的乳制品和豆制品，富含维生素C的新鲜蔬菜和水果，含铁锌丰富的动物肝脏、动物血、肉类、蛋类、海产品等。

9.2.3　对于特殊人群，应根据不同的血铅水平采取不同的防治措施

尤其是孕妇，孕妇血铅在 $0 \sim 99$ μg/L 时，提供铅暴露的可能来源、如何预防铅暴露以及加强营养补充等基本预防信息；当孕妇的血铅在 $100 \sim 199$ μg/L 时，需多次测量血铅水平以确定其是否持续升高，如发现升高现象则需要寻求咨询以降低远期危险，如无持续升高则孕晚期需多次监测血铅水平，注意有无早产等不良妊娠事件，并提供铅暴露的基本预防信息；当血铅在 $200 \sim 449$ μg/L 时，需多次监测血铅水平以确定其是否持续升高，如果一直保持在 200 μg/L 以上，应寻求咨询以降低远期危险，并提供基本的预防信息，并告知患者有致畸可能；当血铅浓度大于（等于）450 μg/L 时，应咨询当地铅中毒预防中心或者对成人铅中毒有丰富经验的临床专家[12]。

9.3　对标准制定者的建议

（1）成立铅控制委员会，长期跟踪监测重点行业和重点人群，掌握动态数据，为政策和标准的修订提供科学依据。

（2）制定针对不同作业场所和人群铅暴露的监测规范，控制风险评估的不确定度。

（3）制定涉铅生产设备和工艺的自动化、机械化要求的标准规范，减少操作人员，并针对职业病防护设施制定明确的技术参数和安装技术要求。

（4）及时修订职业接触铅及其化合物的生物限值。现有标准已经制订了 16 年，如血铅 2.0 μmol/L（400 μg/L）的生物限值是否偏高，需要重新进行认证。随着对铅的深入认识，不能忽视低剂量长时间接触铅所致的健康效应。血铅职业接触的生物限值应

该体现性别差异，尤其是对孕期或孕前妇女应有所区别。

9.4　对企业的建议

9.4.1　涉铅新建、扩建、改建和技术改造、技术引进的建设项目必须符合国家规定的涉铅行业准入要求

依法开展职业卫生"三同时"工作，确保职业病防护设施与主体工程同时设计、同时施工、同时投入生产和使用。

9.4.2　用人单位应依法建立职业卫生管理机构或者组织

设置专人负责职业卫生管理工作，制定职业病危害防治计划和实施方案，建立、健全下列职业卫生管理制度和操作规程,并建立健全职业卫生管理档案。相关制度如下。

（1）职业病危害防治责任制度；

（2）职业病危害警示与告知制度；

（3）职业病危害项目申报制度；

（4）职业病防治宣传教育培训制度；

（5）职业病防护设施维护检修制度；

（6）职业病防护用品管理制度；

（7）职业病危害监测及评价管理制度；

（8）建设项目职业病防护设施"三同时"管理制度；

（9）劳动者职业健康监护及其档案管理制度；

（10）职业病危害事故处置与报告制度；

（11）职业病危害应急救援与管理制度；

（12）岗位职业卫生操作规程；

（13）法律、法规、规章规定的其他职业病防治制度。

9.4.3　对加强铅作业人员的宣传教育工作

严格按照要求开展岗前、岗中的职业卫生培训，做到考核合格后方可安排上岗。培训的内容包括：职业卫生法律、法规、规章、操作规程，铅危害及其防护设施，个人防护用品的使用和维护，铅作业劳动者卫生保健和其所享有的职业卫生权利等内容。

9.4.4 铅作业场所应设置红色警示线

工作场所和设备上，按《工作场所职业病危害警示标识》（GBZ 158—2003）设置职业病危害警示标识。并在存在铅烟和铅尘的作业场所按照《高毒物品作业岗位职业病危害告知规范》（GBZ/T 203—2007）和《高毒物品作业岗位职业病危害信息指南》（GBZ/T 204—2007）设置铅危害告知卡和铅危害信息指南。在铅作业场所醒目位置张贴禁止饮食、禁止吸烟的标识。

9.4.5 做好个人防护

涉铅企业应按照国家有关法律、法规和标准的规定，为劳动者提供合格足量的个人防护用品，包括防尘工作服、防尘口罩、防毒口罩、护耳器、防护鞋和手套等个人防护用品。作业场所存在铅烟、铅尘和粉末状添加剂时，作业时劳动者需使用机械过滤效率不小于 95% 的防尘口罩。

9.4.6 提供卫生设施

铅危害作业场所应设置符合相应卫生等级要求的更衣室、浴室、洗手池等设施。配置有效的洗手去污用品，采用六步洗手法进行彻底清洗，以有效消除黏附在手上的铅粉。饮水间（区）应远离产生铅尘、铅烟、酸的作业区，鼓励设置单独饮水间。

9.4.7 做好日常监测

涉铅企业应当配备专职人员负责工作场所铅尘、铅烟等有害因素的日常监测，监测必须覆盖所有产生职业病危害的岗位。日常监测和委托性检测、评价结果应存入本单位的职业卫生档案，监测、检测、评价结果应张贴在劳动者所在的工作场所、宣传栏、公示栏，向劳动者公布。

防尘防毒设施的性能和净化效率应按规定定期检测，定时检查通风、除尘（烟）设备的运行状况，达不到要求的应及时检修或更换。检测结果和维修记录应整理归档。

9.4.8 企业应当依法与劳动者订立劳动合同

如实向劳动者告知工作过程中可能产生的职业病危害及其后果、职业病防护措施、待遇及参加工伤保险等情况，并在劳动合同中写明；应建立职业健康监护档案，严格按照《职业健康监护技术规范》（GBZ 188—2014）的要求对职工进行上岗前、在岗期间和离岗时的健康体检，以尽早发现禁忌证或职业病人员。对体检发现的铅水平超标的工人应尽快给予诊断和治疗，对铅接触工人实施职业健康监护和职业健康管理。

9.5 通过媒体等加强社会沟通

利用微信、手机等新兴媒体向全社会宣传铅的危害知识、铅中毒诊断治疗与预防控制知识，让铅作业人员及其家属对铅的使用及铅中毒的预防有正确且较为全面的认识。在电视、报刊、健康杂志、新闻等主流媒体上多做健康类节目，邀请医生及专家深入解读职业性铅中毒的前因后果及预防和治疗。向大众揭示职业性铅中毒的症状和危害，让大众深入了解这一职业病的真实情况，向大众宣传职业卫生意识，从思想意识上预防铅中毒事件的发生。让更多群众了解废铅蓄电池等涉铅商品的危险性、回收的重要意义，把回收废铅蓄电池变成每个公民的自觉行动，抵制将铅蓄电池卖给流动商贩，自觉将置换下来的废铅蓄电池交给专业回收机构。

10 以铅蓄电池企业为例的具体建议

10.1 建筑布局

铅酸蓄电池企业选址、总体布局与厂房设计应符合《工业企业设计卫生标准》（GBZ 1—2010）的要求。铅酸蓄电池企业应建在当地夏季最小频率风向、被保护对象的上风侧，至居住区边界卫生防护距离必须符合《铅蓄电池厂卫生防护距离标准》（GB 11659—1989 的要求。应按照生产工艺流程合理设置生产区、非生产区、辅助生产区，使有害作业与无害作业分开。产生并散发铅烟、铅尘等职业危害因素的车间应位于相邻位置且位于当地全年最小频率风向、被保护对象的上风侧，并与其他车间及生活区之间宜设一定的卫生防护绿化带。

10.2 工作场所基本卫生要求

铅酸蓄电池企业应优先采用先进的生产工艺、技术和无毒（害）或低毒（害）的原材料，消除或控制职业危害因素。原材料选择应遵循无毒物质代替有毒物质，低毒物质代替高毒物质的原则。对产生铅烟、铅尘、酸雾等毒物的生产过程和设备，应优先采用机械化和自动化，避免直接人工操作。

铅蓄电池企业排放铅化合物时应采用两级或两级以上的处理技术，铅烟应采用静电除尘或布袋除尘加湿除尘技术；铅尘应采用布袋除尘、旋风除尘、湿法除尘技术；酸雾应采用物理捕捉加碱液吸收的逆流洗涤技术。

铅酸蓄电池企业产生或可能存在毒物的车间，其墙壁、顶棚和地面等内部结构和表面应采用耐腐蚀、不易吸收、不吸附毒物的材料，必要时加设保护层，以便清洗或回收。产生铅尘的工作场所应保持湿润，并设冲洗设施。

铅酸蓄电池企业车间地面应平整防滑，易于冲洗清扫；存在硫酸等强腐蚀性物质的工作场所，地坪应采用耐腐蚀材料敷设；可能产生积液的地面应做防渗透处理，并采用坡向排水系统，其废水纳入工业废水处理系统。废水收集处理池也应采用防腐和硬化处理，防止其渗透污染地下水。贮存硫酸等高危液体物质的贮罐区周围应设置泄险沟（堰）。在放散有爆炸危险的粉尘、气溶胶或可燃气体等的工作场地，应设计事故排风系统、防爆通风系统；应结合生产工艺及毒物的特性，在有可能发生急性中毒的作业场所，设置检测装置及自动报警。

铅酸蓄电池企业厂房内应有良好的自然通风和自然采光，相邻两厂房间距一般不宜小于二者中较高厂房的高度。非空调工作场所人均占用容积 < 20m³，应保证人均新风量 ≥ 30m³/h；如所占容积 > 20m³，应保证人均新风量 ≥ 20m³/h。采用空气调节的车间，应保证人均新风量 ≥ 30m³/h。

铅酸蓄电池企业应按《工业企业噪声控制设计规范》（GB/T 5008—2013）：工业企业噪声控制设计规范的要求控制噪声，对生产工艺、降噪效果、操作维修 进行综合分析后，采用可行的、有效的、新的技术、方法、工艺、材料，企业应首先从声源上对噪声进行控制，使噪声声级达到国标的要求，若采用工程控制技术措施后，仍达不到国标要求，应分开布置产生噪声的车间与非噪声车间，高噪声车间与低噪声车间，并采取相应的消声、隔声、吸声、减振及个人防护等措施。

10.3 辅助用室基本卫生要求

铅酸蓄电池企业辅助用室设置应按《工业企业设计卫生标准》（GBZ 1—2010），根据企业生产特点、实际需要设置辅助室。辅助用室必须与工作场所分隔开，应包括工作场所办公室、车间卫生室（浴室、储衣室、盥洗室、洗衣房）、生活室（休息室、食堂、厕所）、女工卫生室。浴室、盥洗室、厕所的设计，一般按劳动者最多的班组人数进行设计。存衣室应按车间劳动者实际总数设计。铅酸蓄电池企业应设置集中浴池或单独在作业车间设置车间淋浴室，并提供劳动者洗澡、洗手所需洗手液、肥皂以及漱口所需用品等设备。

铅酸蓄电池企业应提供劳动者分别放置清洁衣物和工作服的衣柜，以使工作服等物品保持在隔离区，防止其污染清洁衣物。铅酸蓄电池企业应配备专用的洗衣房，负责防护、工作服的定期集中洗消处理，严禁劳动者将其工作服带出厂外。

食堂的位置不宜距车间过远，但不能与存在铅烟、铅尘等有害因素的工作场所相邻，并根据就餐人数设置足够数量的洗手设施，为劳动者提供合理营养膳食，保证劳动者维生素、铁、铜、锌的摄入，减少铅的吸收、促进体内铅的排出。

10.4　安全技术说明书、标签与警示标识

铅酸蓄电池企业应收集生产场所涉及使用的铅、硫酸等各种化学品生产商提供的符合《化学品安全技术说明书编写规定范围》（GB16483—2008）：编写规定范围要求的中文安全技术说明书，并应建档保存和保持更新。

铅酸蓄电池企业应按照《工作场所职业病危害警示标识》（GBZ158—2003）、《高毒物品作业岗位职业病危害告知规范》（GBZ/T 203—2007）、《高毒物品作业岗位职业病危害信息指南》（GBZ/T 204—2007）的要求，在存在或产生职业危害因素的工作、贮存场所、设备以及废物收集装置处醒目位置设置相应的警示标识。涉铅场所应设置铅危害告知卡和铅危害信息指南，并设置红色警示线。存在一般有毒物品的作业场所应设置黄色警示线，警示线均设在使用有毒作业场所外缘不少于 30cm 处。在上述作业场所应急撤离通道应设置紧急出口提示标识。

10.5　生产工艺中的防护措施

铅粉制造：熔铅炉应设置密闭式排风装置且与废气处理净化装置相连，同时应设置自动控温或超温报警装置，保证铅液温度不得超过 450℃。熔铅炉旁应设置存放浮渣的容器。球磨机应单独设置在隔间内，同时配置整体密闭式排风罩，球磨机噪声应符合国家相关标准的要求，超标时采取必要的消声降噪措施。铅粉的收集和输送全过程必须密闭，其进出料口应设置排风和净化装置，并定期检查输送管道密闭性。所有原料和半成品的存放应有专门的存放地点。

板栅铸造：板栅制造应采用连铸连轧或拉网板栅生产线等先进设备，宜适当添加铅减渣剂，禁止使用手工铸板。控制熔铅锅的温度，设置自动控温或超温报警装置使铅液温度不得超过 450℃，且应配置局部排风装置。熔铅锅旁应设置存放浮渣的容器。铸板机应密闭，宜设上排风罩。铸板机熔铅炉加料口在不加料时应关闭。产生热辐射的铸板设备岗位应采取隔热处理，可采用有效的隔热和岗位送风降温等措施，禁止使用工业风扇。生产过程中产生的不合格板栅和边角料，应及时定点收集存放，以便及时回收利用。

极板加工：涂板、分片、刷片工艺应尽量采用自动涂板机、自动分片机、自动刷片机等机械化操作，减少手工操作，避免粉尘接触。和膏工序应在全封闭环境中进行，和膏过程中如有外泄，应及时回收处理。和膏机、灌粉机应采用局部密闭式排风罩。涂板机宜采用上吸式排风罩。分片、刷片宜采用下吸式排风罩，并与铅尘处理设施连接。涂板过程和涂板机清洗维护产生的废铅膏应妥善回收处理。淋酸废水应进行收集，收集后进入废水处理站。固化应采用自动固化干燥室或快速高温固化室，固化区域应

与附近操作岗位相隔离。装填过铅粉、铅膏的极板，吊装搬运时应设置铅粉收集装置。生产过程中产生的废极板、废极耳应定点存放、及时回收利用。

装配工序：称片、包片工序应尽量采用自动称片、包片机，宜用下吸式排风罩，并与铅尘处理设施连接。入槽岗位两旁增设挡板，并设置侧吸式排风罩，操作台高度应与工人操作位相适应。铸焊工序应采用自动铸焊机，并设有集气罩对铅烟、尘进行有效收集，禁止人工烧焊。宜推广使用穿壁焊逐步取代人工跨桥焊接，焊接工作台宜采用侧吸式排风罩。宜推广使用热封代替胶封用于槽盖的封口连接，减少有机溶剂挥发。

化成工序：硫酸溶液应采用自动配酸、注酸系统。化成酸槽应安装耐酸材料的上吸式排风罩，并有酸雾收集处理装置，经酸雾净化塔处理后，向室外高空达标排放。涉及硫酸的生产岗位，应设事故通风装置及与事故排风系统相连的泄漏报警装置，在发生事故时，必须保证通风换气次数不低于 12 次 /h。贮存、使用硫酸的生产岗位，应配备现场急救用品，设置冲洗喷淋设备、应急撤离通道、必要的泄险区。泄险区应低位设置且有防透水层，泄漏物质和冲洗水均应集中纳入工业废水处理系统。冲淋设备保证在发生事故时，劳动者在 10s 内得到冲洗，并 24h 不断水供应。

包装工序：电池清洗应采用自动清洗机，清洗废水应集中纳入工业废水处理系统。标志等图案印刷、喷码工序应采用局部通风装置。

10.6　设备维护的卫生要求

铅酸蓄电池企业应根据工艺特点、生产条件和工作场所存在的职业危害因素选择经过国家质量监督检验合格的正规职业病防护、应急救援设备，并建立相应的制度，指定专人负责上述设备的检查和养护，保证责任到位，有人负责，保证其处于良好的运行状态。上述设备如因故障、检修处于不正常状态时，应采取停止进行有毒作业或采用临时性安全措施，待设备恢复正常后重新进行作业。

铅酸蓄电池企业应为职业病危害防护、应急救援设备建立专门的台账。台账包括设备名称、型号、生产厂家、主要技术参数、安装部位、安装日期、使用目的、防护效果评价、使用和维修记录、使用人、保管责任人等内容，指定专人负责台账的保管、更新，并制定借阅登记制度。

排风罩的形状、结构尺寸以及制作和安装应符合《排风罩的分类及技术条件》（GB/T 16758—2008）的相关要求。通风管道的设计、安装应符合《工业建筑供暖通风与空气调节设计规范》（GB 50019—2015）的相关要求。

10.7　个人防护用品的卫生要求

铅酸蓄电池企业应根据不同场所及工作岗位的不同防护要求，按照《个体防护装备选用规范》（GB/T 11651—2008）的要求为劳动者提供正确的个人防护用品。所购防护用品应具有生产许可证、安全鉴定证和产品合格证。个人防护用品应保存于无污染、干燥、常温、避免阳光直射的环境下，禁止放置于作业场所。

铅酸蓄电池企业应对劳动者进行防护用品使用方法的相关培训，确保每位劳动者具有正确使用防护用品的能力。铅酸蓄电池企业应指定部门或者专人负责分发、维护、保养个人防护用品，对劳动者防护用品的使用情况进行监督，做好记录，并定期检查防护用品是否失效或者损坏，如有问题，及时更换。

从事设备维护维修、清扫的劳动者也应穿工作服、佩戴过滤式口罩等防护措施。收集的铅粉尘应放置于专门容器内，不应与其他垃圾堆放在一起。废旧的个人防护用品、工具应存放于专门容器内，并在醒目位置设置中文警示说明或标志，交由专业废弃物处理机构进行处置。

10.8　工作场所职业危害因素监测

铅酸蓄电池企业应配备专职人员负责职业病危害因素的日常监测，并确保监测系统处于正常运转状态。铅酸蓄电池企业应定期委托取得安全生产监督管理部门资质认可的职业卫生技术服务机构对工作场所职业危害因素进行检测、评价。

产生铅烟、铅尘以及硫酸酸雾的作业场所，每月应在正常工况下至少检测一次。对作业场所职业病危害因素超标的岗位加强监测频率，并从工程技术、生产工艺、监测技术等方面寻找原因，进行可行性改造。我国职业卫生标准规定工作场所时间加权平均容许浓度铅尘为 $0.05 \ mg/m^3$、铅烟为 $0.03 \ mg/m^3$、硫酸为 $1 \ mg/m^3$。

铅酸蓄电池企业应将职业病危害因素检测与评价结果向劳动者公布，同时向当地职业卫生行政管理部门报告，并将检测与评价资料按年度存档于企业职业卫生档案，妥善保存。铅酸蓄电池企业应每年至少检测一次防尘、防毒设施的性能和净化效率，达不到要求时应及时检修或更换，检测结果和维修记录也应整理归档。

10.9　职业健康监护

铅酸蓄电池企业应委托具有职业健康检查资格的医疗卫生机构，按照《职业健康监护技术规范》（GBZ 188—2007）中要求的体检项目，对劳动者进行上岗前、在岗期间和离岗前的职业健康体检，并将检查结果告诉劳动者。涉铅岗位可适当增加血铅检测频率，体检费用由用人单位承担，并为劳动者建立相应的管理制度，责任到位，有人负责职业健康体检的相关工作。

铅酸蓄电池企业应根据工作场所职业有害因素的特点，按工种确定其相应的职业禁忌证，对患有职业禁忌证的劳动者进行妥善处理，禁止有职业禁忌证的劳动者从事其禁忌的作业。

铅酸蓄电池企业应妥善安置有职业健康损害的劳动者。经诊断为铅中毒者必须暂时脱离工作岗位进行驱铅治疗，轻度者治疗之后可以恢复铅作业，但重度铅中毒者必须调离原工作岗位，并给予治疗、休息，期间诊断、治疗和疗养等费用由用人单位承担。劳动者未进行离岗前职业健康检查，铅酸蓄电池企业不得解除或者终止劳动合同。

铅酸蓄电池企业应为劳动者建立职业健康监护档案，有专人负责，并根据有关病案的保密原则，保护劳动者的隐私权。同时对借阅做出规定，规定职业健康监护档案的借阅和复印权限，并做好记录。

当劳动者需要职业病诊断、鉴定时，铅酸蓄电池企业有义务如实、无偿为劳动者提供相关资料，并在所提供的复印件上签章，不得拒绝或者弄虚作假。凡被确诊患有职业病的员工，应报上级有关部门按《劳动能力鉴定职工工伤与职业病致残等级》（GB/T 16180—2014）的相关要求进行工伤与职业病致残等级鉴定，并享受国家规定的职业病待遇。铅酸蓄电池企业禁止安排童工，未成年人和孕期、哺乳期的女职工从事涉铅作业等有毒有害作业。

10.10　职业卫生管理

铅酸蓄电池企业新建、扩建、改建和技术改造、技术引进的建设项目必须符合国家规定的铅酸蓄电池行业准入要求，其职业病防护设施所需费用应当纳入建设项目工程预算，并与主体工程同时设计、同时施工、同时投入生产和使用，并经验收合格后，方可投入正式生产和使用。

铅酸蓄电池企业应在建设项目竣工验收之日起30日内向所在地县级职业卫生监管部门申报职业病危害项目，申报时应当提交《职业病危害项目申报表》及有关材料。

铅酸蓄电池企业主要负责人应负责组织制定和实施职业卫生管理计划，并列入企业中、长期发展规划，在生产成本中应保证必要的职业卫生经费的投入，定期评估经费投入是否与生产经营规模、职业危害的控制需求相适应。

铅酸蓄电池企业应设置职业卫生管理机构及其相关组织，负责本单位职业卫生管理体系的建立和运行，并按职工总数的0.2%～0.5%配置专（兼）职的职业卫生专业人员（职工人数少于300人的至少应配备一名）。

铅酸蓄电池企业应根据国家、地方的职业病防治法律法规的要求，结合企业实际建立健全职业卫生管理制度。职业卫生管理制度应涵盖职业危害因素监测、职业病防治管理、职业健康监护管理、职业病防护设施管理、个人职业病防护用品管理、职业卫生培训、岗位责任制和岗位操作规程等方面。

铅酸蓄电池应履行告知义务，并在醒目位置设置公布有关职业危害防治的规章制度、操作规程、应急救援措施；在与劳动者签订的劳动合同中应载明可能产生的职业危害及其后果（包括职业病防护措施和待遇）。

铅酸蓄电池企业应定期对涉铅等职业危害因素人员在上岗、复岗前进行职业卫生培训，经考核合格后方可上岗。同时企业应定期对在岗期间的劳动者进行职业卫生培训，每年至少组织一次考核。培训的内容应包括职业卫生法律、法规、操作规程、所在岗位存在的职业危害因素及其防护设施、个人职业病防护用品的使用和维护、劳动者所享有的职业卫生权利等内容，并由专人负责记录及存档工作。

铅酸蓄电池企业应为接触职业危害因素的存在劳动关系的劳动者（含临时工）缴纳工伤保险费。

铅酸蓄电池企业应加强对劳动者的职业卫生管理，由专人负责监督劳动者个人防护用品的正确使用情况，禁止劳动者在作业场所吸烟、进食、饮水等；监督劳动者饭前及下班后必须按照规范要求洗澡、漱口，更换工作服后方可离开；禁止劳动者穿工作服进食堂、离开工厂。

10.11　工作场所清洁及废弃物处理要求

作业场所应保持清洁，及时清除生产过程中产生的废物，保证设备和工作台上无蓄积可见的灰尘。涉及铅尘的作业场所及其他表面，应用湿式打扫或者真空吸尘等方法，禁止使用压缩空气吹扫或者干式清扫。使用真空吸尘器打扫时，应采取正确的打扫方式，尽可能减少铅尘重新进入作业场所。

作业场所含铅危险废物应妥善放置于专用废物桶，废物桶应保证密封并设置危险废物识别标识，防止铅尘逸散。作业场所含铅危险废物应交由具有危险废物处理资质的单位进行集中无害化处理。危险废物转移按照《危险废物转移联单管理办法》进行。

10.12　应急救援

铅酸蓄电池企业应建立、健全职业危害事故应急救援预案并形成书面文件予以公布。职业危害事故应急救援预案应明确责任人、组织机构、事故发生后的紧急疏通线路、紧急集合点、救援设施的维护和启动、医疗救护方案等内容。

接触铅烟、尘以及硫酸雾等有毒作业岗位应在显著位置设置说明有害物质危害性预防措施和应急处理措施的指示牌。

　　根据不同的职业危害因素合理配备相应的应急救援设施，急救设施应包括：不断水的冲淋、洗眼设施；事故通风装置及其自动报警装置；气体防护柜；个人防护用品；急救包以及急救药品；转运劳动者的担架和装置等。

　　应急救援设施应存放在车间内或临近车间处，标有醒目的警示标识，一旦发生事故，应保证劳动者在10 s内能够获取。上述应急救援设施应经过国家质量监督检验合格，并建立相应的管理制度，有专人负责，定期检查，及时维修或更新，保证其安全有效。

　　铅酸蓄电池企业应定期演练职业危害事故应急救援预案，对演练的周期、内容、目标、效果评价、负责人等予以明确，并在演练后进行总结，对预案进行不断修订和完善，最大程度地保护劳动者的安全。

11 参考文献与数据源

11.1 参考文献

[1] 何凤生 . 中华职业医学 [M]. 北京：人民卫生出版社 ,1999:217.

[2] 世界卫生组织/国际化学品安全规划署（WHO/IPCS）. 环境卫生基准（Environmental Health Criteria，EHC)[R], 1977.

[3] 张磊 , 高俊全 , 李筱薇 .2000 年中国总膳食研究——不同性别年龄组人群膳食铅摄入量 [J]. 卫生研究 ,2007,36(4):459-467.

[4] Mishra KP, Singh VK, Rani R, et al. Effect of lead exposure on the immune response of some occupational exposed individuals [J]. Toxicology, 2003,188:251-25.

[5] 孟金萍 , 孙淑华 , 王艳蓉 , 等 . 不同浓度铅暴露对细胞生长活性的影响 [J]. 毒理学杂志 ,2007,21(5):405-406.

[6] 王静 , 刘英华 , 王晓军 . 铅对大鼠原代卵巢颗粒细胞分泌雌激素能力的影响 [J]. 中国职业医学 ,2007,34(4):333-334.

[7] 朱宝立 , 杜晨阳 , 陈敏 . 铅降低机体抗病毒能力的实验研究 [J]. 中国工业医学杂志 ,2000,13(6):329-330.

[8] 贺庆芝 , 曾怀才 , 廖端芳 , 等 . 铅的体外胚胎毒性 [J]. 南华大学学报（医学版）,2005,33(1):26-28.

[9] Revis N W, Major T C, Horton C Y. The effects of calcium, Magnesium, lead, or cadmium on lipoprotein metabolism and atherosclerosis in the pigeon [J]. J Environ Pathol Toxicol,1980,4(2-3):293-303.

[10] Viciery W. Evidence for effects of chronic lead exposure on blood pressure in experimental animals:an overview[J]. Environ Health Persp,1988,78:71-76.

[11] IARC. Inorganic and organic lead compounds [R]. Lyon: IARC, 2006:519.

[12] 苗红，程蔚蔚．孕期铅暴露对胎儿和婴幼儿的影响 [J]．上海交通大学学报（医学版），2011,31(5):667-671.

[13] Koller LD. The immunotoxic effects of lead in lead-exposed laboratory animals [J]. Ann NY Acad Sci,1990,587:160-165.

[14] 刘倩琦，陈荣华，秦锐．亚急性低剂量铅暴露对大鼠细胞免疫功能的影响 [J]．卫生研究,2000,29(6):354-356.

[15] Teijon C, Olmo R, Dolores Blanco M, et al. Effects of lead administration at low doses by different routes on rat spleens. Study of response of splenic lymphocytes and tissues lysozyme[J], Toxicology. 2003, 191:245-258.

[16] 董淑英，应长青，闻颖，等．醋酸铅对小鼠免疫细胞增殖和 DNA 损伤的研究 [J]．中华劳动卫生职业病杂志,2005,23(6):457-458.

[17] IARC. Lead compounds, inorganic [R].2006, 87: section5.3.

[18] 安兰敏，牛玉杰，徐兵，等．铅对大鼠脑细胞凋亡的诱发作用及对 fos、jun、p53 基因和一氧化氮合酶表达的影响 [J]．癌变·畸变·突变,2006,18(5):359-362.

[19] 安兰敏，汪春红，张妍，等．醋酸铅染毒小鼠 DNA 损伤及体内抗氧化酶变化 [J]．中国公共卫生,2006,22(4):457-458.

[20] Danadevi K,Rozati R,Saleha Banu B, et al. DNA damage inworkers exposed to lead using comet assay [J].Toxicol,2003,187(2-3):183-193.

[21] 关静坤，刘静，陈爱莉．铅、镉对大鼠胚胎毒性联合作用的研究 [J]．中国医科大学学报,1987,16（s1）:40-43.

[22] 李建秀，王晓梅，高丽珍，等．乙酸铅染毒雄性小鼠生殖器官的形态改变 [J]．邯郸医学高等专科学校学报,2002,15(2):109-110.

[23] 虞敏，周金鹏，杜建伟．乙酸铅对雄性成年小鼠生殖系统的毒性作用 [J]．环境与健康杂志,2011,28(4):318-320.

[24] 刘羽，郑珊，王红梅，等．铅对脑屏障系统的损伤及其机制的研究进展 [J]．癌变·畸变·突变，2015, 27(3):245-248.

[25] 晁晖，路建超，张克俭，等．职业性铅作业工人神经行为及记忆力研究 [J]．职业与健康，2015, 31(2):158-160.

[26] 宋波，武柏林，徐岳宗，等．职业性慢性铅中毒脑改变的磁共振成像和磁共振波谱研究 [J]．河北医科大学学报，2014,35(11):1285-1290.

[27] 黎东霞，杨莉，孙晓梅．血铅对铅从业人员认知障碍的影响 [J]．现代医药卫生，2013,29(21):3342-3343.

[28] Landriga PJ,Sonawane B,Butler RN. Early environmental origins neurodege nerative disease in later life[J]. Environ Health Perspect, 2005, 113(9): 1230-1233.

[29] Yun SW,Hoyer S. Effects of low-level lead on glycolytic enzymes and pyruvate dehydrogenase of rat brain in vitro: relevance to sporadic Alzheimer's disease[J]. J

Neural Yransm,2000,107:355-368.

[30] 朱夏燕 . 职业性铅暴露与阿尔兹海默症早期效应关系的探讨 [D]. 南宁 : 广西医科
      大学 ,2004.

[31] 何淑嫦 , 李贵清 , 牛侨 , 等 . 铅作业工人脑电图及脑电地形图的改变 [J]. 中国职业
      医学 ,2004,31(1):14-16.

[32] Nevin R. How lead exposure relates to temporal changes in IQ, violent crime, and
      unwed pregnancy[J]. Environ Res,2000,83(1):1-22.

[33] Carpenter DO.Effects of metals on the nervous system of humans and animals[J].Int J
      Occup Med Environ Health,2001,4(3):209-218.

[34] 李晓华 , 崔荣太 , 彭大力 , 等 . 儿童血铅水平与睡眠障碍的关系 [J]. 中国学校卫
      生 ,2012,33(5):630-633.

[35] 唐海旺 , 梁友信 , 杨红光 , 等 . 铅接触对神经行为功能和单胺类神经递质代谢的影
      响 [J]. 中华劳动卫生职业病杂志 ,1994,12(2):70-71.

[36] 翟桂英 , 程莲花 , 牛侨 , 等 . 铅印刷厂字模工神经行为功能的改变 [J]. 山西医科大
      学学报 ,2002,33(3):225-227.

[37] Meyer-Baron M,Seeber A.A meta-analysis for neurobehavioural results due to
      occupational lead exposure with blood lead concentrations ＜ 70 microg 100ml[J].
      Arch Toxicol,2000,73(10-11):510-518.

[38] 辛鹏举 , 金银龙 . 铅的毒性效应及作用机制研究进展 [J]. 国外医学卫生学分
      册 ,2008,35(2):70-73.

[39] 车福栋 , 沙宪纪 , 李雅宾 , 等 . 慢性铅中毒病人胃黏膜形态学观察 [J]. 工业卫生与
      职业病 ,1994,20(4):238-239.

[40] 孔杏云 , 廖丽民 , 雷德亮 , 等 . 铅对大鼠肠道神经元和血管平滑肌细胞 NOS 的影
      响 [J]. 湖南医科大学学报 ,2000,25(2):135-137.

[41] 周小敏 , 王婷 . 惠州市 2000 名铅接触工人血铅和 ZPP 水平调查 [J]. 微量元素与健
      康研究 , 2014, 31(4):47-48.

[42] 张胜 , 涂晓志 , 徐新云 , 等 . 铅作业人员尿铅、血锌卟啉和血红蛋白相关性分析 [J].
      中国职业医学 , 2014, 41(4):428-431.

[43] 陈榕 , 王谦可 , 梁意引 , 等 . 职业接触铅人群血铅及锌原卟啉、血常规指标的变化
      [J]. 中国卫生检验杂志 , 2014, 24(11):1625-1630.

[44] 杨晓琳 , 王苗苗 , 张金龙 , 等 . 铅暴露水平与主要生物监测指标的剂量—反应关系
      [J]. 职业与健康 , 2013, 29(19):24，64-65.

[45] 刘洪娟 , 吕翠 , 刘晓丽 , 等 . 铅毒性拮抗剂的研究进展 [J]. 环境与职业医学 ,
      2014(11):882-886.

[46] 李丽 , 刘琳 . 慢性铅中毒致间质性肾炎 1 例报告 [J]. 吉林医学 , 2013,34(17):3515-
      3516.

[47] Smith DR,Osterloh JD,Flegal AR．Use of endogenous. stable lead isotopes to determine release of lead from the skeleton[J]．EPH,1996,8(104):60.

[48] Pounds JG,Long GJ,Rosen JF．Cellular and molecular toxicity of lead in bone [J]. Environ Health Pempect,1991,91 (1):17-32.

[49] 胡雪琴，糜漫天．铅对幼年大鼠钙的吸收和骨骼生长的影响 [J]．第三军医大学学报 ,2007,29(5):402-405.

[50] 孙毅，孙东红，朱国英，等．职业铅接触对男性工人腰椎骨折的影响 [J]. 中华劳动卫生职业病杂志 ,2007,25(11)：645-648.

[51] Asa Gustafson, Pavo Hedner, Andrejs Schlitz,et al. Occupational lead exposure and pituitary function[J]. Int Arch Occup Environ Health, 1989, 61:277-281.

[52] 邬沃乔，刘世新，李玉凤，等．儿童低水平铅暴露对 GH/IGFI 轴的影响 [J]. 广东微量元素科学 ,2010,17(3);13-16.

[53] 郭文峰，仲立新，张恒东，等．铅对男性职业人群血清激素水平的影响探讨 [J]. 江苏卫生保健，2014,16(6):34-35.

[54] Andrews K W,Savitz D A,Hertz-Picciotto I. Prenatal lead exposure in relation to gestational age and birth weight:a review of epidemiologic studies[J]. Am J Ind Med,1994,26(1):13-32.

[55] 刘玮．乡镇企业铅作业女工生殖功能调查 [J]．预防医学杂志 ,2001,12(2):95-96.

[56] 周华．铅对作业女工生殖机能及其子代健康的影响 [J]．职业卫生与应急救援 ,2001,19(2)：75-76.

[57] 刘昔荣，秦锐，赵人，等．孕中期低水平铅暴露对新生儿神经行为发育的影响 [J]. 中国儿童保健杂志 ,2002,10(1):1-3.

[58] 邵梅，姚华，张燕，等．铅对女工自然流产及子女出生体重的影响 [J]．工业卫生与职业病 ,1996,22(3):155-157.

[59] 王洁，陈东明，方芳芳，等．职业性铅暴露对女性生殖功能影响的 Meta 分析 [J]. 中国农村卫生事业管理，2014,34(2):176-179.

[60] 刘康生，陈文军，黄蓉，等．探讨铅暴露对女性 FSH、PRL、LH 等激素水平的影响 [J]. 中国优生与遗传杂志，2014,22(2):118-119.

[61] 任军慧，朱伟杰．铅离子对雄（男）性生殖系统的影响 [J]. 生殖与避孕 ,2005,2(2):107-109.

[62] 万伯健，李北利，姜厚波，等．接触铅女工孕期血铅动态及对新生儿体格发育的影响 [J]．中国预防医学杂志 ,1995,29(5):267-269.

[63] Lerda D．Study of sperm character:Sties in persons occupationally exposed to lead[J]. Am J Ind Med,1992,22(4):567-568.

[64] Bellinger D,Leviton A,Rabinowitz M,et al. Weight gain and maturity in fetuses exposed to low levels of lead[J]．Environ Res,1991,54(2):1.

[65]　王燕，金丽娜，汪春红.我国铅对男性生殖健康影响研究的 Meta 分析 [J]. 环境与健康杂志，2012, 29(1):64-66.

[66]　王会民，李国玉，薛和平，等.铅作业对男性生殖功能的影响 [J]. 郑州大学学报（医学版），2002,34(7):502-504.

[67]　李建新，唐琪妮，刘春芳，等.男性铅作业工人生殖内分泌激素的变化 [J]. 劳动医学,1997,14(4):193-194.

[68]　鱼涛，李忠生，王笑笑，等.男性铅作业工人生殖内分泌变化的研究 [J]. 卫生研究，2010, 39(4):413-415.

[69]　Spomenka Telisman, BozoColak, Alica Pizent, et al. Reproductive toxicity of low-level lead exposure in men[J].Environmental Research,2007,105: 256-266

[70]　Lin S, Hwang S A, Marshall, E G,et al. Fertility rates among lead workers and professional bus drivers A comparative study[J]. Ann Epidemiol, 1996,6(3):201-208.

[71]　Apostoli P, Boffetta P.Why a conference on lead toxicity? Introductory remarks to the Proceedings of the International Conference on lead exposure, reproductive toxicity, and carcinogenicity, Gargnano, Italy, 7-9 June 1999[J].Am J Ind Med, 2000, 38(3):229-230.

[72]　Ahti,Markku S.Evaluation of chronic toxicity of water lead for carp Cyprinus carpio using its blood 5-aminolevulinic acid dehydratase[J]. JOEM, 1995,37(8):915-921.

[73]　秦锐，周鸣，鲍红琴，等.婴儿听性脑干反应与胎儿期低水平铅暴露的相关分析 [J]. 中国临床康复，2004, 8(36):8411-8413.

[74]　苏丽，吴清，李凤芝.孕母中期血铅水平对妊娠结局影响的初探 [J]. 广东微量元素科学,2003,10(12):28-31.

[75]　严双琴，顾春丽，刘国栋，等.孕前半年父亲铅暴露与子代先天性心脏病病因的关联 [J]. 中国优生与遗传杂志，2010, 18(6): 119-121.

[76]　宾晓农，谭敏，丁愈，等.冶炼作业人群铅、砷负荷对脂质过氧化和抗氧能力的影响 [J]. 中国职业医学，2007(1):14-16.

[77]　Ekong E B,Jaar B G,Weaver V M.Lead-related nephrotoxicity:a review of the epidemiologic evidence[J].Kidney Int,2006,70:2074-2084.

[78]　Coyle P,Kosnettm J,Hipkins K L.Severe lead poisoning in the plastics industry:a report of three cases [J].Am J Ind Med,2005,47:172-175.

[79]　Weaver VM,Lee B K,Ahnkd,et al. Associations of lead biomarkers with renal function in Korean lead workers[J].Occup Environ Med,2003,60:551-562.

[80]　Muntner P,Vupputuri S,Coresh J,et al.Blood lead and chronic kidney disease in the general United States population:results from NHANES III [J].Kidney Int,2003,63:104-150.

[81]　Kosnettm J,Wedeed R P, Rothenberg S J. Recommendations for medical management of adult lead exposure[J].Environ Health Perspect, 2007, 115:463-471.

[82] Daves JM. Long term mortality study of chromate pigment workers who suffered lead poisoning[J]. Br J IndMed,1984,41(2):170.

[83] John D. Body burdens of lead in hypertensive nephropathy[J].Arch Environ Health,1989,44(5):304.

[84] 孙鹏，赵正言，李荣，等 . 铅暴露对学龄前儿童免疫球蛋白 IgE 影响的研究 [J]. 微量元素与健康研究 ,2001,18(3):27-29.

[85] Karmaus W, Brooks K R, Nebe T,et al. Immune function biomarkers in children exposed to lead and organochlorine compounds:a cross-sectional study[J]. Environ Health, 2005, 4:5.

[86] Mishra KP, Chauhan UK, Naik S. Effect of lead exposure on serum immunoglobulins and reactive nitrogen and oxygen intermadiate [J]. Hum Exp Toxicol, 2006,25:661-665.

[87] 李东阳，贺性鹏，谢红卫，等 . 长期接触铅烟工人免疫球蛋白和某些微量元素含量的变化 [J]. 中国职业医学 ,2003,30(5):18-20

[88] Dietertr R, Piepenbrink M S.Lead and immunefunction[J]. Crit Rev Toxicol, 2006, 36:359 -385.

[89] Mccabe MJ, Singh KP, Reiners JJ. Low level lead exposure in vitro stimulates the proliferation and expansion of alloantigen-reactive CD4 (high)T cells[J]. Toxicol Appl Pharmacol, 2001,177:219-231.

[90] Shen XL, Lee K, Konig R. Effects of heavy metal ions on resting and antigen-activated CD4+T cells[J]. Toxicology, 2001, 169: 67-80.

[91] 刘璐，孙宝林 . 职业铅中毒现状调查分析 [J]. 中国安全生产科学技术 ,2008,4(4)：157-160.

[92] Navas-Aciena,Guallar E,Silbergeld E K, et al. Lead exposure and cardiovascular disease-a systematic review[J]. Environ Health Perspect, 2007, 115: 472-482.

[93] 吴钧芳，吴小宁，江鹏，等 . 铅作业工人血压和心电图改变及驱铅治疗对其的影响研究 [J]. 中国全科医学 ,2011,14(12):4148-4150.

[94] 叶蕊蕊 . 铅作业住院患者不同血铅负荷量与血压水平及心电图改变的关系 [J]. 安徽医学 , 2015,36(4):457-459.

[95] Kopp S J, Barron J T,Tow J P. Cardiovascular actions of lead and relationship to hypertension: a review[J].Environ Health Persp,1988,78:91-99.

[96] 王富发，陈年芬，莫定芳 . 铅对作业工人心血管系统影响的调查研究 [J]. 广西预防医学 , 2000,6(1) :18-19.

[97] 王庆丰，顾庆华 . 常熟市 6 家乡镇蓄电池厂铅作业工人健康状况调查 [J]. 职业与健康 , 2006,22(7):500-501.

[98] Grover P.Rekhadevi K.Dalladevi K.et al. Genotoxicity evaluation in workers

occupationally exposed to lead [J]. Int J Hyg Environ Health,2010,213(2): 99-106.

[99] Wang M, Xu Y, Pan S, et al. Long-term heavy metal pollution and mortality in chinese population: an ecologic study[J].Biol Trace Elem Res,2011,142(3): 362-379.

[100] WHO IARC Monographs on the Evaluation of Carcinogenic Risks to Humans, Volume 87: Inorganic and Organic Lead Compounds.

[101] Ritam Chowdhury, Stefanie Ebelt Sarnat, Lyndsey Darrow, et al. Mortality among participants in a lead surveillance program[J].Environmental Research, 2014 (132): 100-104.

[102] Fowler, BA, Kahng, MW. Lead-Binding Proteins in Renal Cancer[J]. Environmental Health Perspectives, 1994, 102(3): 115-116.

[103] 吉耕中，邓芳明，吴心音，等 . 湖南省城镇学龄前儿童血铅水平流行病学调查 [J]. 中国当代儿科杂志 , 2010, 12(8): 645-649.

[104] 樊朝阳，戴耀华，谢晓桦，等 . 中国 15 城市 0 ～ 6 岁儿童铅中毒影响因素的研究 [J]. 中国儿童保健杂志 , 2006, 14(4): 361-363.

[105] 金玫华，张鹏，刘弢 . 铅酸蓄电池制造行业职业性铅危害文献分析 [J]. 环境与职业医学 ,2010(10):641-644.

[106] 刘弢，金玫华，张鹏，等 . 1956—2008 年我国蓄电池企业铅接触职业危害情况分析 [J]. 中国职业医学 , 2010(4): 320-324.

[107] 陈功，王龙义，夏猛，等 . 某蓄电池厂工作场所五十年铅浓度的动态分析 [J]. 职业卫生与应急救援 , 2008(4): 213-215.

[108] 雅雪蓉，刘强 . 苏州市疾病预防控制中心 2005—2012 年尿铅结果分析 [J]. 中国卫生检验杂志 , 2014(6):874-881.

[109] 张玲，李济超 . 2011—2013 年武汉市某蓄电池企业铅作业工人职业健康检查结果 [J]. 职业与健康 , 2015(7): 891-894.

[110] 潘丽波，张金良，刘玲 . 铅酸蓄电池厂对环境及人体铅负荷的影响 [J]. 安全与环境学报 , 2013(3):141-146.

[111] 钟日海，叶春嫦，刘俊峰 . 铅酸电池厂职业病危害特点、发病风险及防护措施分析 [J]. 社区医学杂志 , 2014(23): 65-66.

[112] 王苗苗，杨晓琳，李春平 . 无锡市某私营铅蓄电池厂铅作业危害分析 [J]. 职业与健康 , 2014(4): 443-445.

[113] 贾合河，吴建荣，刘娇 . 济源市某蓄电池厂铅污染状况调查 [J]. 中国城乡企业卫生 , 2011(3): 13-14.

[114] 韦雪雪，周青华，熊朝盛 . 某冶炼厂铅冶炼工职业健康调查 [J]. 中国农村卫生 , 2015(9): 50-51.

[115] 毕海侠，李振雪，张春梅 . 大连某 LED 灯建设项目职业病危害现状调查 [J]. 职业卫生与应急救援 , 2014(6): 372-374.

[116] 曹梦思，陈锦瑶，张立实. 铅的心血管系统毒性研究进展 [J]. 卫生研究，2014(6): 1051-1056.

[117] 马聪兴，张金艳，张桂斌，等. 2013 年北京市某企业周边环境铅污染现状调查与评价 [J]. 职业与健康，2015, 31(8): 1071-1072.

[118] 唐振柱，刘展华，司国爱，等. 某冶炼厂周围农村居民膳食铅镉暴露水平评价 [J]. 中国公共卫生，2011, 27(5): 529-530.

[119] 虞爱旭，曾文芳，任韧，等. 2007 年浙江省杭州市食品中铅镉汞铝砷污染现状及分析 [J]. 中国卫生检验杂志，2009, 19(2): 382-332.

[120] 夏颖. 湖北省 2008—2013 年职业病发病特征和变化趋势研究 [D]. 武汉：武汉大学，2014.

[121] 谢德兴，罗招福，陈清洪，等. 工业区周边儿童血铅水平及其影响因素的流行病学研究 [J]. 海峡预防医学杂志，2011, 17(1): 62-65.

[122] 李恒新，宋雅丽，李红光，等. 乡镇企业铅污染导致儿童铅中毒的流行病学调查 [J]. 中华预防医学杂志，2008, 42(3): 156-159.

[123] 刘佳泓，杨继东. 铅蓄电池生产企业污染防治 [J]. 无机盐工业，2014, 46(5): 62-65.

[124] 李焕焕，张秋玲，周佳侠，等. 某铅酸蓄电池厂局部排风系统整改前后效果分析 [J]. 中国工业医学杂志，2014, 27(2): 134-135.

[125] 曾运良，周志洋. 某铅蓄电池企业职业病危害综合治理效果分析 [J]. 中国职业医学，2015, 42(4): 467-469.

[126] 钟日海，叶春嫦，刘俊峰. 惠州市两所蓄电池企业职业性铅接触评估与防治 [J]. 现代医院，2015, 15(1): 146-148.

[127] 石远，陈献文，郭艳秋，等. 铅蓄电池生产企业职业危害通风防护措施研究 [J]. 中国卫生工程学，2015, 14(2): 118-129.

[128] 姚恕，王宏峰，赵生友，等. 某铅酸蓄电池生产企业通风设施评价及改造 [J]. 中国卫生工程学，2014, 13(2): 109-114.

[129] 张鹏，刘彧，金玫华，等. 蓄电池企业铅作业工人职业卫生行为干预前后效果比较 [J]. 中国职业医学，2012, 39(1): 51-54.

[130] 庄武刚，于碧鲲，何丽英. 铅电池企业工人职业健康教育干预效果评价 [J]. 职业与健康，2012, 18(13): 1585-1586.

[131] 张力增，陈清洪，饶达音，等. 三家炼铁企业矿石含铅量及铅危害的调查分析 [J]. 劳动医学，1995, 12(1): 23-24.

[132] 谢春英，刘宝英. 钢铁冶炼工人血液中的铅浓度及对血压的影响 [J]. 海峡预防医学杂，2000, 6(1): 34-35.

[133] 郑光，雷立健，李卫华，等. 职业铅接触对神经传导影响的危害评价 [J]. 中华劳动卫生职业病杂志，2010, 28 (3): 164-169.

[134] 田琳. 职业性铅接触的基准剂量研究 [D]. 上海：复旦大学，2004.

[135] 唐海旺, 梁友信, 杨红光, 等. 铅接触对神经行为功能和单胺类神经递质代谢的影响 [J]. 中华劳动卫生职业病杂志, 1994, 12(2): 70-71.

[136] 时胜利, 陈自强, 梁友信, 等. 影响铅接触工人神经行为功能的因素 [J]. 中华劳动卫生职业病杂志, 1995, 13(5): 267-268.

[137] 郑光, 雷立健, 李卫华, 等. 职业铅接触对神经传导影响的危害评价 [J]. 中华劳动卫生职业病杂志, 2010, 28(3): 164-169.

[138] Williamson AM, Teo RKO, Sanderson J, et al. Occupational mercury exposure and its consequences for behavior[J]. Int Arch Occup Environ Health, 1982, 50: 273-286.

[139] 田琳, 金泰廙, 路小婷. 基准剂量法在职业性铅暴露评价中的应用 [J]. 中华预防医学杂志, 2005, 39(6): 40-42.

[140] 万伯健, 李北利, 姜厚波, 等. 接触铅女工孕期血铅动态及对新生儿体格发育的影响 [J]. 中华预防医学杂志, 1995, 29(5): 267.

11.2　文献资料数据库

11.2.1　健康危害分类第 1 级数据源

[1] 世界卫生组织/国际化学品安全规划署(WHO/IPCS),环境卫生基准(Environmental Health Criteria，EHC).

[2] WHO/IPCS, 简明国际化学品评价文件（Concise International Chemical Assessment Documents，CICAD）.

[3] 经济合作与发展组织（OECD）,SID 初步评价报告（SIDS Initial Assessment Report，SIDS Report）.

[4] 国际癌症研究机构（International Agency for Research on Cancer，IARC）,IARC 人类致癌性危险评价专论（IARC Monographs on the Evaluation of Carcinogenic Risk to Humans，IARC Monographs）.

[5] 食品法典委员会（FAO/WHO），食品添加剂联合专家委员会食品添加剂联合专家委员会——专论与评价（Joint Expert Committee on Food Additives (JECFA) - Monographs and Evaluations，JECFA Monographs）.

[6] FAO/WHO, 农药残留联合委员会 FAO/WHO 农药残留联合委员会——毒理学评价专论（FAO/WHO Joint Meeting on Pesticide Residues - Monographs of toxicological 33 evaluations，JMPR Monographs).

[7] 欧洲化学品局（European Chemical Bureau,ECB），欧盟危险度评价报告（EU Risk Assessment Report，EU RAR）.

[8] 欧洲化学品生态毒理学与毒理学中心（European Center of Ecotoxicology and Toxicology of Chemicals，ECETOC），技术报告和 JACC 报告（Technical Report and JACC Report）.

[9] （美国）环境保护局（Environmental Protection Agency，EPA），综合危险性信息系统（Integrated Risk Information System，IRIS）.

[10] （美国）国家毒理学计划（National Toxicology Program，NTP），（美国）国家毒理学计划数据库搜索主页（NTP Database Search Home Page）.

[11] NTP, 致癌性报告（Report on Carcinogens）.

[12] NTP, 致癌性技术报告（Carcinogenicity Technical Report）.

[13] （美国）有毒物质和疾病登记局（Agency for Toxic Substances and Disease Registry. ATSDR），（有害物质）毒理学档案（Toxicological Profile）.

[14] 环境加拿大 / 健康加拿大（Environment Canada/Health Canada），环境加拿大评价报告：优先管理物质评价报告（Assessment Report Environment Canada：Priority Substance Assessment Reports）.

[15] （日本）国立产品评价技术研究所（製品評価技術基盤機構）（NITE），化学物质危险性初步评价报告（化学物質の初期リスク評価書）.

[16] （日本）化学品评价与研究机构（化学物質評価研究機構）（CERI），化学物质危害评价报告（化学物質有害性評価書）.

[17] 日本厚生劳动省 , 化学物质毒性试验报告（化学物質毒性試験報告）.

[18] （澳大利亚）国家工业化学品申报和评价机构（National Industrial Chemicals Notification and Assessment Scheme，NICNAS），优先管理现有化学品评价报告（Priority Existing Chemical Assessment Reports）.

[19] E.Bingham, B.Cohrssen, C.H. Powell.《Patty′ s 毒理学》（1～9 卷）羅博旨美国约翰威立国际 . 第 5 版（2001 年）.

11.2.2 健康危害分类第 2 级数据源

[1] 德国化工协会——环境有关现有化学品咨询委员会（BUA），BUA 报告（BUA Report，BUA).

[2] (日本) 农林水产省农林水产消费安全技术研究中心（農林水産省消費技術安全センター），农药文摘和评价报告（農薬抄録および評価書）.

[3] （日本）农药工业协会（農薬工業会），农药安全信息（農薬安全性情報）.

[4] NLM：HSDB .

[5] EPA, 高产量化学品信息系统（High Production Volume Information System，HPVIS).

[6] ECB：IUCLID.

11.2.3   健康危害分类第 3 级数据源

[1]   NLM, Pub-Med/NLM

[2]   NLM, NLM 毒理学网络（NLM TOXNET）.

[3]   美国化学物质毒性效应登记数据库（Registry of Toxic Effects of Chemical Substances,RTECS）.

[4]   NITE, 化学物质危险信息平台（化学物質総合情報提供システム）.

[5]   （德国）BGIA- 职业安全与卫生研究所（BGIA - Institute for Occupational Safety and Health）GESTIS- 有害物质数据（GESTIS-database on hazardous substances ）.

[6]   （日本）产业技术综合研究所（産業技術総合研究所）(AIST), 危险性评价文件（詳細リスク評価書）.

[7]   （美国）新泽西州卫生与老年人服务署 (New Jersey Department of Health and Senior Services), 有害物质信息周知卡（Right to Know Hazardous Substance Fact Sheets）.

[8]   WHO/IPCS, ICSCs (7)CCOHS：Cheminfo .

[9]   何凤生 . 中华职业医学 . 北京：人民卫生出版社，1999.

[10]   夏元洵 . 化学物质毒性全书 . 上海：上海科学技术文献出版社 , 1991.

[11]   江泉观 . 环境化学毒物防治手册 . 北京：化学工业出版社 , 2004.

[12]   任引津 , 等 . 实用急性中毒全书 . 北京：人民卫生出版社 , 2003.

除书籍和 CD-ROM 外，本书还同时查询多个数据库或查询结果具有超链接的数据库。通过 OECD 开发并向公众免费开放的 "化学物质信息全球门户网站" (The Global Portal to Information on Chemical Substances)，网址为：http://webnet3.oecd.org/eChemPortal/, 可以同时查询本文推荐的多个数据源，尤其是推荐的健康和环境危害分类的第 1 级数据源的现有评价报告和重要数据库。

11.2.4   其他数据源

以下几个数据库亦有同时查询多个数据源的作用，可根据情况选择使用。

（1）INCHEM；

（2）ChemIDplus；

（3）US EPA SRS；

（4）CHRIP。

附件1

_____ 年职业健康风险评估（铅）资料汇总表

（要求至少收集最近 3～5 年的资料）

一、企业名称：

二、所属行业：

三、企业性质：

四、企业主要产品：_____ 产量（年）：

五、企业规模：

六、企业职工总人数：_____ 接铅工人总数：

七、其他主要职业病危害因素及接触人数（超标的加标注）：

八、监测企业职业病危害因素铅接触情况：

车间	工种	接触人数	检测岗位	备注

九、工作场所职业卫生调查，检测作业点位（　　）个，其中铅超标点位（　　）个，超标率（　　），铅超标的车间主要（　　）车间，平均工作时间（h/d）：（　　）。

十、工作场所空气中铅浓度检测结果（mg/m³）

车间	检测地点	C_{STEL}	结果判定

十一、职业健康检查状况，体检总人数：（　　），体检中发现血铅超标者（　　）人，平均工龄（　　）；诊断为职业性慢性铅中毒（　　），平均工龄（　　）。

十二、铅作业工人职业健康体检情况：

项目	铅作业工检出人数	平均工龄	检出率/%	非铅作业工人检出人数	平均工龄	检出率/%
职业禁忌证						
职业性复查						
BMI 异常						
BMI ＜ 18						
BMI ＞ 25						
心电图异常						

项目	铅作业工检出人数	平均工龄	检出率 /%	非铅作业工人检出人数	平均工龄	检出率 /%
血压异常						
血红蛋白异常						
尿常规异常						
内科常规异常						
有相关疾病史者						
其他异常						

注：BMI（Body Mass Index）：体质指数。

十三、铅作业监测企业职业健康体检结果：

变 量	铅作业组	非铅作业组	P 值
体质指数 BMI*			
血压（均值 ± 标准差）*			
收缩压 /mmHg			
舒张压 /mmHg			
血常规（均值 ± 标准差）*			
红细胞数 /10^{12}/L			
白细胞数 /10^9/L			
血小板数 /10^9/L			
血红蛋白 /g/L			
红细胞压积 /%			
中性粒细胞 /%			
淋巴细胞 /%			
单核细胞 /%			
血铅（均值 ± 标准差）*/(μg/L)			

十四、其他器官系统损伤的情况：

附件 2

血铅检测结果告知函

                 先生 / 女士：

    公司于_____年_____月_____日组织了一次血铅及血常规检查，检查单位：××疾控中心 / 职业病防治院，现将结果告知于你，本次检查血铅值为_____μg/L（参考值为＜400μg/L），下列图表为您近三次的血铅值的走势图，从图表上可以显示您的血铅较平稳，应加强个人防护及养成良好的卫生习惯。

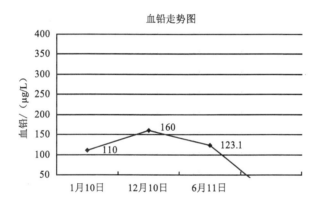

注：本次结果真实有效如有疑问可直接联系医务室医生，电话：
也可联系 ×× 疾控中心 / 职业病防治院，咨询电话：

                                      公司名称

                                 年   月   日

附件 3

安徽省铅酸蓄电池企业职业病危害防治工作指南

1　范围

本标准规定了铅酸蓄电池企业术语和定义、基本要求、职业卫生管理、工艺设备、通风和净化、个人防护用品和卫生保健、工作场所危害因素监测、职业健康监护和职业病人的管理、事故应急措施。

本标准适用于安徽省范围内各种类型铅酸蓄电池企业的职业病危害防治与管理工作，铅酸蓄电池拼装企业可参照执行。同时适用于安徽省范围的铅酸蓄电池建设项目职业卫生"三同时"工作和安全生产监督管理部门对该类企业的监督管理。

2　规范性引用文件

下列文件对于本文件的应用是必不可少的。其最新版本（包括所有的修改单）适用于本文件。

GBZ 1　工业企业设计卫生标准

GBZ 2.1　工作场所有害因素职业接触限值　第 1 部分：化学有害因素

GBZ 2.2　工作场所有害因素职业接触限值　第 1 部分：物理因素

GBZ 158　工作场所职业病危害警示标识

GBZ 188　职业健康监护技术规范

GBZ/T 194　工作场所防止职业中毒卫生工程防护措施规范

GBZ/T 203　高毒物品作业岗位职业病危害告知规范

GBZ/T 204　高毒物品作业岗位职业病危害信息指南

GBZ/T 225　用人单位职业病防治指南

GB/T 11651　个体防护装备选用规范

GB 11659　铅酸蓄电池厂卫生防护距离标准

GB 13746　铅作业安全卫生规程

GB/T 16758　排风罩的分类及技术条件

GB/T 18664　呼吸防护用品的选择、使用与维护

GB 50019　工业建筑供暖通风与空气调节设计规范

3　术语与定义

3.1　铅酸蓄电池

铅酸蓄电池是指由使用铅电极、电解液、元件以及盛装它们的容器组成的，能够储蓄化学能量，并于接触用电回路时释放出电能的一种可以充放电的电气化学设备。一般由正负极板、隔板（隔膜）、电解液、电池槽、电池盖和接线端子组成。

3.2　铅烟

铅烟指铅料熔化过程中，铅蒸气在空气中凝集形成的直径小于或等于 $0.1\mu m$ 的氧化铅微粒。

3.3　铅尘

铅尘指在铅蓄电池生产过程中产生的悬浮于空气中直径大于 $0.1\mu m$ 的含铅固体微粒。

3.4　硫酸雾

硫酸雾指铅蓄电池生产过程中产生的分散空气中含硫氧化物的液体微滴。

4　基本要求

4.1　铅酸蓄电池企业应坚持预防为主、防治结合的方针，采取综合治理措施，预防职业病的发生。

4.2　铅酸蓄电池企业选址应符合我国现行的卫生、安全生产和环境保护等法律法规、政策和标准要求。企业应建在当地夏季最小频率风向，被保护对象的上风侧，至居住区边界卫生防护距离必须符合《铅酸蓄电池厂卫生防护距离标准》（GB 11659）要求。企业的职工生活区域与生产区域严格分开，并设置门禁和卫生防护绿化带。

4.3　铅酸蓄电池企业应采用无镉、无砷、内化成等职业病危害程度低的生产技术和自动化程度高的工艺，积极使用无毒或低毒原（辅）料，遵循以无毒代替有毒、以低毒代替高毒的选料原则。

4.4　生产铅酸蓄电池企业产生的污染物排放宜采用两级或两级以上净化处理技术，铅烟应采用静电除尘或布袋除尘加湿法（水幕或湿式旋风）除尘技术；铅尘应采用布袋除尘、湿法除尘等除尘技术，酸雾应采用物理捕捉加碱液吸收的逆流洗涤技术。

4.5　铅酸蓄电池企业产生铅尘、铅烟、酸雾和有机溶剂的生产设备和工段，应采用机械化和自动化，加强密闭；禁止采用手工铸板、人工输粉、人工灌粉（管式极板）、手工涂板、手工刷板（耳）和称板配组、人工配酸（灌酸）、焊接式外化成、人工称板配组等工艺；禁止采用开放式熔铅锅、开口式铅粉机、开口式和膏机等设备。

4.6　通风、排毒、除尘、屏蔽、噪声和高温等防护设施设置应符合《工业企业设计卫生标准》（GBZ 1）、《排风罩的分类及技术条件》（GB/T 16758）和《工作场所防止职业中毒卫生工程防护措施规范》（GBZ/T 194）要求。使其工作场所的职业病危害因素（附录 A）浓度或者强度达到附录 B 的要求。

4.7　铅酸蓄电池企业应根据工艺流程合理布局，产生铅尘、铅烟、酸雾的生产工序不能交叉设置。做到熔铅、制粉、合金、铸板、和膏、涂板与固化干燥、极板化成、修片(分、称、刷)、铅零件铸造、装配、充放电、包装等不同作业区间隔离；合金、制粉和膏、铸板、化成及管式蓄电池灌粉工序应该设置独立车间，并宜布置在厂区的当地年最小频率风向的上风向位置。企业的辅助用室设置应符合 GBZ1 卫生要求。

4.8　铅酸蓄电池企业的车间，应有给排水设施，其墙壁、顶棚和地面等内部结构的表面，应采用耐腐蚀、不吸收、不吸附毒物的材料，必要时加设保护层，以便清洗。和膏、涂片、灌粉、化成等车间地面应保持湿润，设有冲洗地面和墙壁的设施，车间地面应平整、光滑，易于清扫；地面应不透水，设置坡向排水系统，其废水应纳入工业废水处理系统。

4.9　铅酸蓄电池企业应收集本单位使用的黏合剂、硫酸、辅助生产材料等化学品的中文说明书，其内容包括：商品名称、化学品成分组成、理化特性、对人体危害及其他危险性、安全使用注意事项、应急救治措施、有毒有害标识、生产厂家名称、地址、电话。各种中文说明书应建档保存。企业更换或更新所使用的各种化学品时，应同时更换最新版本的化学品中文说明书。

4.10　新建、扩建、改建和技术改造、技术引进的铅酸蓄电池建设项目必须符合国家规定的铅酸蓄电池行业准入要求，必须依法开展职业卫生"三同时"工作。

4.11　铅酸蓄电池企业必须保障职业病防治经费的投入，职业病防治经费应在生产成本中列支，并应定期评估职业病防治、管理经费投入是否与生产经营规模、职业病危害的控制需求相适应。

5　职业卫生管理

5.1　用人单位应依法建立职业卫生管理机构或者组织，设置专人负责，制订职业病危害防治计划和实施方案，建立、健全下列职业卫生管理制度和操作规程：

5.1.1　职业病危害防治责任制度；

5.1.2　职业病危害警示与告知制度；

5.1.3　职业病危害项目申报制度；

5.1.4　职业病防治宣传教育培训制度；

5.1.5　职业病防护设施维护检修制度；

5.1.6　职业病防护用品管理制度；

5.1.7　职业病危害监测及评价管理制度；

5.1.8　建设项目职业卫生"三同时"管理制度；

5.1.9　劳动者职业健康监护及其档案管理制度；

5.1.10　职业病危害事故处置与报告制度；

5.1.11　职业病危害应急救援与管理制度；

5.1.12　岗位职业卫生操作规程；

5.1.13　法律、法规、规章规定的其他职业病防治制度。

5.2　在产生职业病危害的工作场所和设备上，按《工作场所职业病危害警示标识》

（GBZ 158）设置职业病危害警示标识。并在存在铅烟和铅尘的作业场所按照《高毒物品作业岗位职业病危害告知规范》（GBZ/T 203）和《高毒物品作业岗位职业病危害信息指南》（GBZ/ T204）设置铅危害告知卡和铅危害信息指南。

5.3 铅作业场所应设置红色警示线，存在硫酸作业场所设置黄色警示线。警示线设在使用有毒场所边缘不少于 30 cm 处。

5.4 建立健全群体性铅中毒及其他急性职业病危害事故应急处置和救援预案，预案应定期演练并不断修改完善。

5.5 用人单位应为接触职业病危害因素的劳动者缴纳工伤保险费。

5.6 用人单位应对铅作业人员进行职业卫生专门培训，经考核合格后方可上岗。培训的内容包括：职业卫生法律、法规、规章、操作规程，铅危害及其防护设施，个人防护用品的使用和维护，铅作业劳动者卫生保健，所享有的职业卫生权利等内容。应做好培训记录并存档。

针对在岗接触铅劳动者开展个人卫生习惯培训，使职工做到餐前、饮水前、如厕前彻底洗手。

5.7 履行告知

5.7.1 铅酸蓄电池企业应在醒目位置设置公告栏，公布有关职业病危害防治的规章制度、操作规程、职业病危害事故应急救援措施、职业病危害因素检测和评价结果，方便劳动者了解，提示遵守。

5.7.2 在产生铅、酸雾、有机溶剂的作业岗位醒目位置公布该工作场所职业病危害因素定期监测结果。

5.7.3 与劳动者签订的劳动合同中应载明接触铅等职业病危害因素可能产生的职业病危害及其后果、职业病防护措施和待遇。

5.7.4 按照《职业健康监护技术规范》（GBZ 188）规定告知劳动者职业健康检查结果，并保护劳动者的隐私。

5.8 铅酸蓄电池企业的作业场所不得住人，劳动者严禁在作业区饮水、进食、吸烟和休息。

5.9 严禁把工作服、防护用品带出厂外清洗。

5.10 铅酸蓄电池企业应对职业病危害防护设施进行经常性的维护、检修，定期检测其性能和效果，确保其处于正常状态，不得擅自拆除或者停止使用。

5.11 用人单位须建立健全职业卫生档案，内容包括：

5.11.1 职业病防治责任制文件；

5.11.2 职业卫生管理规章制度、操作规程；

5.11.3 工作场所职业病危害因素种类清单、岗位分布以及作业人员接触情况等资料；

5.11.4 职业病防护设施、应急救援设施基本信息，以及其配置、使用、维护、检修与更换等记录；

5.11.5 工作场所职业病危害因素检测、评价报告与记录；

5.11.6　职业病防护用品配备、发放、维护与更换等记录；

5.11.7　主要负责人、职业卫生管理人员和职业病危害严重工作岗位的劳动者等相关人员职业卫生培训资料；

5.11.8　职业病危害事故报告与应急处置记录；

5.11.9　劳动者职业健康检查结果报告和汇总资料，存在职业禁忌证、职业健康损害或者职业病的劳动者处理和安置情况记录；

5.11.10　建设项目职业卫生"三同时"有关技术资料，以及其备案、审核、审查或者验收等有关回执或者批复文件；

5.11.11　职业卫生安全许可证申领、职业病危害项目申报等有关回执或者批复文件；

5.11.12　用人单位职业卫生基础建设活动和其他有关职业卫生管理的资料或者文件。

5.12　禁止使用未满十八周岁的未成年工、孕期和哺乳期女职工从事接触职业病危害因素的作业。

5.13　企业应积极参加职业卫生基础建设，持续改进职业卫生工作，不断改善作业场所劳动条件。

6　工艺设备

6.1　熔铅锅、铸条、铸板、铅零件铸造必须设置密闭式排风装置和净化装置，熔铅锅必须设置自动控温或超温报警装置，铅液温度不得超过450℃，并在满足工艺条件下，宜降低铅液温度。

6.2　板栅制造应采用连铸连轧、连冲、压铸、拉网设备或者集中供铅铸板机设备；分板、刷板、称板应采用自动分板机、自动刷板机、自动称板机；管式极板应采用全自动挤膏机、造粒机；分片机、称片、包片、配片、灌粉工作台、自动焊机和手工焊台、装置工作台等必须设置局部排风装置和净化装置。

6.3　球磨机必须整体密闭，并应采用两级以上收尘净化装置。

6.4　铅粉的收集和输送设备必须密闭，其进出料口应设置局部排风装置和净化装置。

6.5　和膏工序应采用湿法、自动称量和封闭输送工艺，湿法以外的方法必须设计并设置局部排风装置和净化装置。

6.6　硫酸溶液应采用自动配酸系统和密闭式酸液输送、加酸系统；化成酸槽应设置上部排风罩或侧吸罩的局部排风和净化装置。

6.7　极板化成应采用无焊接化成法制作。

6.8　装填过铅粉、铅膏的极板，吊装搬运时应设置铅粉收集装置。

6.9　所有原料和半成品的存放必须有确定的地点和收集铅粉尘的容器。

6.10　硫酸存放区、化成作业场所应设置泄险沟（堰）。

6.11　焊接应采用自动烧焊机或者自动铸焊机；电池组间拼接鼓励采用不焊接的铜条螺口连接。

6.12　充放电场所应通风良好，并设置机械强制性通风措施，通风设备按照防爆要求设计。

6.13　热封和胶封、丝网印刷工序应设置局部通风装置，鼓励采用自动配胶和胶封装置。

6.14　球磨机、风机、空压机等应选用低噪声设备，设备安装时应采取必要的减振、消声、吸声等措施。

6.15　产生辐射热的熔铅、铸板、铅零件铸造等设备应采取隔热处理，设置在操作岗位夏季主导方向的下风侧、车间天窗下方位置，并设置适当的安全操作距离。铸板、零部件铸造、焊接等高温作业岗位宜采取岗位送风方式降温，禁止使用工业风扇。

6.16　铅酸蓄电池企业的熔铅、铸板、铅零件铸造、球磨机和收料工序应隔离整体密闭设置。

6.17　电池清洗应该采用自动清洗机。

6.18　应合理组织产生铅尘、铅烟作业岗位的通风换气，限制室内的空气流速，避免二次扬尘。

6.19　管式蓄电池灌粉机、造粒机、挤膏机应密闭，并与除尘设施连接。

7　通风与净化

7.1　排风罩的设计、制作和安装应符合《排风罩的分类及技术条件》（GB/T 16758）的相关要求。

7.2　排风罩的设计原则

7.2.1　在产生铅烟、铅尘、硫酸雾污染的车间，合理安装排风系统，其通风效果应保证工作场所铅烟、铅尘、硫酸的浓度符合本指南附录 B 表 B.1 的要求。

7.2.2　排风罩的形状及结构尺寸应符合《排风罩的分类及技术条件》（GB/T 16758）的相关要求，伞形罩的面积不应小于有害物扩散区的水平面积，侧吸罩的罩口长度应不小于有害物扩散区的边长，应便于铅烟、铅尘的有效排出，排放铅烟的排毒罩口控制风速为 1 ~ 1.5m/s，铅尘除尘罩口控制风速为 2.0 ~ 2.5 m/s。

7.2.3　铅尘、铅烟被吸入排毒罩口的过程，不应通过操作者的呼吸带。

7.2.4　密闭罩应根据生产操作要求留有必要的检修门、操作孔和观察孔，但开孔应不影响其密封性能。

7.2.5　排风罩应使用不燃烧材料制造。

7.3　排风罩的选用

7.3.1　熔铅锅应采用密闭式排风罩。

7.3.2　球磨机应采用整体密闭式排风罩。

7.3.3　和膏机、灌粉机应采用局部密闭式排风罩。

7.3.4　铸板、零部件铸造、涂片机、化成槽宜采用上吸式排风罩。

7.3.5　焊接工作台宜采用侧吸式排风罩。

7.3.6　分片机、称片、包片、配片和装配线宜采用下吸式排风罩。

7.4　通风管道

7.4.1　通风管道设计应符合《工业建筑供暖通风与空气调节设计规范》（GB 50019）的相关

规定。

7.4.2　含铅烟、铅尘的排风管道应采用法兰连接的圆形管道敷设。

7.4.3　管道内输送含有蒸气或者含酸雾气体时，应设排水装置，水平管道的安装应有合适的坡度。

7.4.4　管道应设置清灰孔，清灰孔不应漏风。

7.4.5　通风管道应使用耐热不燃材料制造。

7.4.6　通风管网的设计应尽量减少阻力、节能降耗。

7.5　铅烟、铅尘的净化装置

7.5.1　净化方法及设备设施应符合能耗低、运行成本低和易于维护的原则。

7.5.2　和膏机、灌粉机、分片机、装配台宜设置高效除尘净化装置。

7.5.3　铸板、零部件铸造、熔铅锅及其浇铸口宜设置湿式洗涤吸收净化装置。

7.5.4　球磨机与出料口、包装等设备排出气体的净化宜选用旋风和布袋二级除尘净化装置。

7.5.5　净化装置前、后应按相关标准设置检测净化效率和铅烟、铅尘排放浓度的取样孔。采样孔应优先选择在垂直管段，采样孔位置应设置在距弯头、阀门、变径管下游方向不小于 6 倍直径且距上述部件上游方向不小于 3 倍直径处。

7.5.6　通风机应设置在净化装置的后面（净化装置为负压操作）。当采用多级净化装置时，通风机可放在几级净化装置之间。

7.6　通风机噪声强度应符合国家相关标准的要求，超标时应采取消声降噪措施。

7.7　安装在室外的通风机组，其电机应设防雨罩。通风管道、消声器等附件的重量不应落在风机上。

7.8　用于湿式净化装置配套的通风机，应采用耐酸防腐风机，通风设备和风管应采取保温防冻措施。

7.9　铸粒、板栅铸造、零部件铸造等工艺产生热，和膏、涂片、固化干燥、化成、加酸产生酸雾的作业车间除采取局部通风外，车间顶棚应设置气楼或者其他通风口。

7.10　集中通风系统的通风进风口不得设在车间内。

8　个人防护和卫生保健

8.1　铅酸蓄电池企业应按照国家有关法律法规和标准的规定，为劳动者提供合格足量的个人防护用品，包括防尘或防酸工作服、防尘口罩、防毒（酸）口罩、护耳器、防护鞋和手套等个人防护用品。

8.1.1　呼吸道防护：作业场所存在铅烟、铅尘和粉末状添加剂时，作业时劳动者需使用机械过滤效率不小于 95% 防尘口罩；作业工段存在酸雾、有机溶剂呈气体、蒸气状态时，作业时劳动者应使用适合的防酸、防毒口罩或面罩。

8.1.2　噪声防护：存在噪声的作业场所，劳动者应使用塞栓式耳塞或耳罩。

8.1.3　其他防护：作业场所存在铅烟、铅尘或者需要手接触含铅物件的，劳动者配备防渗透手套；存在硫酸作业的工段，劳动者应穿着防酸防护服、防酸鞋，佩戴防酸手套、护发帽和防酸眼镜。

8.1.4 个人防护用品应该保存在干燥、阴凉、无污染的场所，杜绝防尘、防毒口罩存放在生产场所的现象。

8.2 铅酸蓄电池企业个人防护用品选用应符合《个体防护装备选用规范》（GB/T 11651）、《呼吸防护用品的选择、使用与维护》（GB/T 18664）的要求，特种个人防护用品应有生产许可证标识"QS"和安全标志标识"LA"。各岗位个人防护用品基本配置类别见资料性附录C。

8.3 铅酸蓄电池企业必须督促指导劳动者正确使用个人防护用品，并督促劳动者上岗时穿戴好个人防护用品；个人防护用品应按要求进行维护、保养，应随时检查防护用品是否损坏或失效，发现问题，及时更换。

8.4 作业现场地面、墙壁、生产设备、工件及劳动者身上的沉降尘埃应使用吸尘设备清扫，作业现场的地面应采用湿法清扫，严禁使用压缩空气吹扫。从事清扫作业人员应穿工作服、戴防尘口罩等。收集的铅粉尘应放置在专用容器内，不应与其他垃圾等堆放在一起。

8.5 铅、酸危害作业场所应设置更衣室、浴室、洗手池等设施。休息室、浴室、公用衣柜等公共设施应经常打扫、冲洗。便服与工作防护服可以同室但须分柜分别存放。铅酸蓄电池企业应该按照《工业企业设计卫生标准》（GBZ 1）要求设置集中浴池或在存在铅烟或者铅尘的作业车间设置车间淋浴室。浴室可由更衣间、洗浴间和管理间组成。

8.6 应设置专门容器收集接触铅的废旧劳保用品、工具，并交由专业废弃物处理机构进行处置。

8.7 铅酸蓄电池作业场所的更衣室内、盥洗室、饮水间（区）以及涉铅车间出入口应设置感应式或脚踏式的盥洗水龙头，按照每20～30名职工1个洗手水龙头配置。配置洗手去污用品，采用六步洗手法进行彻底清洗，以有效消除黏附在手上的铅粉。饮水间（区）应远离产生铅尘、铅烟、酸的作业区，鼓励设置单独饮水间。

8.8 铅酸蓄电池企业应该设置专用洗衣间（房），负责工作服清洗；可进行清洗的个体防护用品也应由企业集中清洗并及时更换；待清洗的工作服、个体防护用品应置于密闭容器储存，并设警示标识。

8.9 针对铅作业职工个人卫生习惯培训，做到班后必须洗澡、漱口、更换工作服后离岗；严禁劳动者穿工作服进入食堂、会议室、饮水间等生活场所或出厂。

8.10 高温作业区夏季应设置空调休息间，按照规定做好防暑降温工作，配置必要的防暑药品，提供含盐清凉饮料。

8.11 给予从事接触铅、酸、高温等有毒有害作业劳动者适当岗位津贴。

9 工作场所危害因素检测

9.1 铅酸蓄电池企业应当配备专职人员负责工作场所铅尘、铅烟、硫酸（雾）和其他有害因素的日常监测，监测必须覆盖所有产生职业病危害的岗位，企业自身不具备监测能力的，应当委托有资质的机构进行日常监测。

9.2   铅酸蓄电池企业每年委托有资质的职业卫生技术服务机构开展至少一次的检测与评价工作，每三年进行一次职业病危害现状评价；并应每月对铅浓度进行检测，每半年对防护铅中毒的设施控制效果进行检测评价。日常监测和委托性检测、评价过程中，发现职业病危害因素不符合国家职业卫生标准要求的，应立即采取措施进行整改和治理，确保其符合相关标准要求。

9.3   铅酸蓄电池企业应委托职业卫生技术服务机构确定检测岗位和应测点分布图，并存入职业病危害因素监测档案。

9.4   日常监测和委托性检测、评价结果应存入本单位的职业卫生档案，监测、检测、评价结果应张贴在劳动者所在的工作场所、宣传栏、公示栏，向劳动者公布，检测、评价结果还应向所在地安全生产监督管理部门报告。

9.5   防尘防毒设施的性能和净化效率应按规定定期检测，达不到要求的应及时检修或更换。检测结果和维修记录应整理归档。

10 职业健康监护和职业病人管理

10.1   铅酸蓄电池企业应委托有铅作业职业健康检查资质的机构对劳动者进行上岗前、在岗期间和离岗时的职业健康检查，并建立健全职业健康监护档案。职业健康检查周期应符合《职业健康监护技术规范》（GBZ 188）的有关规定，涉铅岗位可根据情况每年适当增加一次血铅项目的检查。

10.2   职业健康检查发现职业禁忌证的劳动者，不得安排其从事相关作业，检查发现铅中毒或者疑似铅中毒者应按照职业病诊断有关要求给予诊断、治疗、鉴定，并按规定报告辖区安全监督管理等有关部门。职业健康检查、医学观察和职业病诊断、治疗、鉴定所需费用由用人单位承担。

10.3   劳动者未进行离岗时职业健康检查的，不得解除或者终止劳动合同。

10.4   铅酸蓄电池企业的职业健康监护档案按照《职业健康监护技术规范》（GBZ 188）规定的期限保存。根据有关档案的保密原则，保护隐私权。用人单位应对借阅做出规定，规定职业健康监护档案的借阅和复印权限，不允许未授权人员借阅，并做好借阅登记和复印记录。

10.5   在劳动者离岗时，用人单位应该如实、无偿为劳动者提供职业健康监护档案复印件，并在所提供的复印件上签章，不得弄虚作假。

10.6   当劳动者需要进行职业病诊断时，用人单位应如实提供与职业病诊断、鉴定有关的职业卫生和职业健康监护方面的资料。职业卫生资料包括工作场所职业病危害因素定期检测资料、职业卫生防护设备及个人防护用品配置情况。职业健康监护资料包括职业接触史、上岗前与在岗期间定期健康检查结果、应急健康检查结果等资料。

10.7   经诊断为铅中毒者必须暂时脱离工作岗位，同时进行驱铅治疗；轻度铅中毒者治疗后可以恢复铅作业；重度铅中毒者，必须调离原工作岗位，并根据职业病诊断医疗机构的意见给予医治或康复疗养。

10.8 凡被确诊患有职业病的员工，应报人事与社会保障行政部门按规定进行工伤与职业病致残等级鉴定，并享受国家规定的职业病待遇。

10.9 铅酸蓄电池企业必须建立健全职业禁忌证、职业病人和疑似职业病人管理档案。

11 事故应急措施

11.1 存在铅、酸、有机溶剂的作业场所应在显著位置放置写明有毒有害物质危害性、预防措施和应急处理措施的指示牌。工作场所应配置现场急救用品，现场急救用品包括发生事故时急救人员所用的个人防护用品，急救用品的配置符合《工业企业设计卫生标准》（GBZ1）的有关要求。

11.2 在生产过程中可能突然逸出大量有害气体或易造成急性中毒气体的电池充放电作业场所，应设置事故通风装置及与其连锁的自动报警装置，其通风换气次数应不小于12次/h。事故排风口设置应符合《工业企业设计卫生标准》（GBZ 1）和《工作场所防止职业中毒卫生工程防护措施规范》（GBZ/T 194）的要求，报警值的设置应符合《工业企业设计卫生标准》（GBZ 1）相关要求。

11.3 事故排风的通风机应分别在室内外便于操作的地点设置开关，其供电系统的可靠性符合相关要求。事故排风的排风口，不应布置在人员经常停留或经常通行的地点。

11.4 接触硫酸等腐蚀性液体的作业场所应设置不断流动水的事故应急喷淋、洗眼设备，且应该在生产区域设置防止酸灼伤的急救包或急救箱以及急救药品。冲洗设备设置地点应该不妨碍工作，并保证在发生事故时，劳动者能在10s内得到冲洗。冲洗用水应安全并保证其持续流动，设置冲洗设备的地方应有明显的标识，醒目易找。

11.4.1 眼部接触：立即用大量流动清水冲洗至少15min，注意上下眼睑也应得到清洗；如佩戴有隐形眼镜，清洗时需摘除；应及时就医。

11.4.2 皮肤接触：脱去受污染的衣服；然后用流动清水和肥皂水清洗皮肤至少15mim；及时就医。

11.4.3 吸入：将中毒者转移至新鲜空气处；若呼吸停止给予人工呼吸，若心跳停止给予心肺复苏；立即送院治疗。

11.5 高温作业岗位夏季局部送风的措施应符合《工业企业设计卫生标准》（GBZ1）有关规定，并宜减少每班次的作业时间；劳动者发生中暑应及时救治，轻症中暑应将患者转自通风、阴凉场所休息，并及时补充水分；重症中暑应该及时降温、补充水分，并立即就医。

11.6 应急通道与设施、个人防护用品、冲洗设备、防护设施等，应建立相应的管理制度，责任到人，定期检查检修，保证安全有效，能正常运转，并要做好记录。

11.7 铅酸蓄电池企业应依据铅和硫酸等危害物质使用情况建立应急救援机制，设立救援组织，配备应急救援人员,制定应急救援预案。应急救援预案应明确责任人、组织机构、事故发生后的疏通路线、紧急集合点、技术方案、救援设施的启动和维护、医疗救护方案等。

12　附则

安徽省范围内新建、改建、扩建和技术改造、技术引进铅酸蓄电池项目应按本标准进行建设和管理。现有的铅酸蓄电池企业职业卫生管理、个人防护用品和卫生保健、工作场所职业病危害因素检测、职业健康监护和职业病病人的管理、事故应急处置按照本标准执行；工艺和防护技术等如连铸连轧、连冲、拉网、压铸或自动浇铸板栅技术、造粒或挤膏技术（管式电池）、自动配酸技术、自动分板、刷板技术、自动烧焊或者自动铸焊技术、自动胶封或者自动热封技术等按照本标准要求及时进行改善。

资料性附录 A

铅酸蓄电池生产工艺和主要职业病危害因素及分布

A.1 生产工艺流程总图

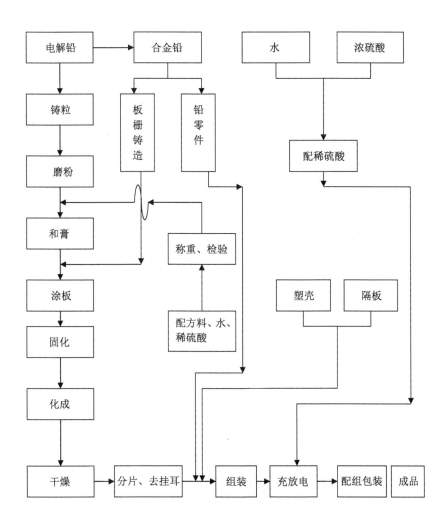

A.2　各生产车间工艺流程

1）球磨工艺流程：铅锭→熔化→铅粒→球磨→铅粉

2）铸板工艺流程：成品铅→添加合金→搅拌→铸锭→熔化→铸片

3）涂片工艺流程：铅粉＋硫酸＋辅助材料→和膏→涂片→表面干燥

4）固化工艺流程：生板→固化＋蒸气→干燥

5）化成工艺流程：化成＋硫酸→充电→洗片→吹干→烘干

6）分片包装工艺流程：分片→磨片→称片→包装

7）组装工艺流程：包片→焊接→入槽→封盖→加酸→充电

A.3　主要职业病危害因素及分布部位

序号	职业病危害因素名称		主要分布工序	主要危害工种
化学危害因素				
1	铅及其化合物	铅烟	板栅铸造工序	正、负极板铸片工
			铅粉制造工序	铸粒工
			焊接工序	焊枪工、浇钉工
		铅尘	铅粉制造工序	制粉工
			和膏、涂片工序	和膏工、涂片工
			分片、修片工序	锯片工、修片工
			称片工序	称片工
			组装、包片工序	入槽、拼接工，包片工，封盖工
2	镉及其化合物		板栅铸造工序	正极板铸片工
3	锑及其化合物		板栅铸造工序	正极板铸片工
4	硫酸		和膏、涂片工序	和膏工、涂片工
			固化干燥工序	固化干燥工
			化成工序	取下片工
			加酸工序	配酸工、加酸工
			充放电工序	上下架工
5	石墨尘		和膏、涂片工序	和膏工
6	氧化钙		污水处理工序	污水处理投料工
7	二氧化锡		焊接工序	焊接工
8	三氯甲烷（使用时）		盖小片工序 壳盖黏合	盖小片工 封盖工
9	苯系物（或者其他有机溶剂）（使用时）		标志印刷 壳盖黏合	印刷工 封盖工
10	塑料裂解气		塑料外壳热封	封盖工

序号	职业病危害因素名称	主要分布工序	主要危害工种
11	其他酸碱性物质	污水处理	污水处理工
物理危害因素			
12	噪声	制粉	制粉工
13	高温	板栅铸造工序	正、负极板铸片工
		铅粉制造工序	铸粒工
		固化干燥工序	固化干燥工
		铅零件铸造	铅零件铸造工
		锅炉房	锅炉工
		夏季生产各区域	各工种

资料性附录 B

铅酸蓄电池企业作业场所主要职业病危害因素职业接触限值

B.1 工作场所空气中化学物质容许浓度

序号	名称	OELs/（mg/m³）			备注
		MAC	PC-TWA	PC-STEL	
1	铅尘	—	0.05	—	
2	铅烟	—	0.03	—	
3	硫酸及三氧化硫	—	1	2	
4	锑及其化合物（按 Sb 计）	—	0.5	—	
5	镉及其化合物（按 Cd 计）	—	0.01	0.02	
6	氧化钙	—	2	—	
7	二氧化锡（按 Sn 计）	—	2	—	
8	石墨粉尘	—	4	—	呼尘为 2

注：其他化学危害因素和胶黏剂中挥发性有机溶剂浓度符合《工作场所有害因素职业接触限值 第 1 部分：有害化学物质》（GBZ 2.1）职业接触限值，

各类化学危害因素短时间接触允许浓度或者超限倍数符合《工作场所有害因素职业接触限值 第 1 部分：有害化学物质》（GBZ 2.1）要求。

B.2 工作场所不同体力劳动强度 WBGT 限值

接触时间率 /%	体力劳动强度			
	Ⅰ /℃	Ⅱ /℃	Ⅲ /℃	Ⅳ /℃
100	30	28	26	25
75	31	29	28	26
50	32	30	29	28
25	33	32	31	30

注：本地区室外通风设计温度≥30℃的地区，上表中规定的 WBGT 指数相应增加 1℃。

B.3 工作场所噪声职业接触限值

接触时间	接触限值 /dB(A)	备注
5d/w，=8h/d	85	非稳态噪声计算 8h 等效声级
5d/w，≠ 8h/d	85	计算 8h 等效声级
≠ 5d/w	85	计算 40h 等效声级

注：每周工作 5d，每天工作 8h，稳态噪声限值为 85dB(A)，非稳态噪声等效声级的限值为 85dB(A)。

资料性附录 C

铅酸蓄电池企业岗位个人防护用品基本配置

工种	职业病危害因素	防护用品
制粉	铅尘、噪音	防尘口罩、护耳器、防护帽、手套
铸板、合金、焊接	铅烟、高温	防尘口罩、防护眼镜、手套、防护帽、防高温工作服
涂片、和膏	铅尘、硫酸、其他粉尘	防尘口罩、防酸口罩、防酸手套、防护眼镜、防护帽、防酸工作服、防酸鞋
灌粉、分片、刷片、叠片	铅尘	防尘口罩、防护帽、手套
配酸、化成、充放电	硫酸	防酸口罩、防酸手套、防护眼镜、防酸工作服、防酸鞋
封胶	有机溶剂	活性炭口罩

资料性附录 D

铅酸蓄电池企业主要职业病危害因素职业健康检查项目

D.1 铅及其无机化合物（CAS 号：7439-92-1）

D.1.1 上岗前职业健康检查

D.1.1.1 目标疾病：

职业禁忌证：

（1）中度贫血；

（2）卟啉病；

（3）多发性周围神经病。

D.1.1.2 检查内容：

（1）症状询问：重点询问消化系统疾病、神经系统疾病及贫血、卟啉病等相关病史及症状，如便秘、腹痛、头痛、头晕、乏力、失眠、多梦、记忆力减退、四肢麻木、无力等。

（2）体格检查：

1）内科常规检查；

2）神经系统常规检查。

（3）实验室和其他检查：

1）必检项目：血常规、尿常规、肝功能、空腹血糖、心电图、胸部 X 射线摄片、血铅或尿铅；

2）复检项目：空腹血糖异常或有周围神经损害表现者可选择糖化血红蛋白、神经 - 肌电图。

D.1.2 在岗期间职业健康检查

D.1.2.1 目标疾病：

（1）职业病：职业性慢性铅中毒（见 GBZ 37）。

（2）职业禁忌证：同 D.1.1.1。

D.1.2.2 检查内容：

（1）症状询问：重点询问神经系统、消化系统症状及贫血所致的常见症状。如：腹痛、食欲减退、便秘、头痛、头晕、乏力、失眠、烦躁、多梦、记忆力减退、四肢麻木等；

（2）体格检查：

1）内科常规检查：重点检查消化系统和贫血的体征；

2）神经系统常规检查。

（3）实验室和其他检查：

1）必检项目：血常规、尿常规、心电图、血铅和 / 或尿铅、空腹血糖；

2）复检项目：血铅 ≥ 600 μg/L 或尿铅 ≥ 120 μg/L 者可选择尿 δ- 氨基 -γ- 酮戊酸（δ-ALA）、血液锌原卟啉（ZPP）；空腹血糖异常或有周围神经损害表现者可选择糖化血红蛋白、神经 - 肌电图。

D.1.2.3　健康检查周期：

（1）血铅 400 ～ 600 μg/L，或尿铅 70 ～ 120 μg/L，每 3 个月复查血铅或尿铅 1 次；

（2）血铅＜ 400 μg/L，或尿铅＜ 70 μg/L，每年体检 1 次。

D.1.3　离岗时职业健康检查

D.1.3.1　目标疾病：职业性慢性铅中毒。

D.1.3.2　检查内容：同 D.1.2.2。

D.2　酸雾或酸酐

D.2.1　上岗前职业健康检查

D.2.1.1　目标疾病：

职业禁忌证：

（1）牙酸蚀病；

（2）慢性阻塞性肺疾病；

（3）慢性间质性肺疾病；

（4）支气管哮喘。

D.2.1.2　检查内容：

（1）症状询问：重点询问口腔及呼吸系统疾病史及相关症状，如有无流涎、牙痛、牙齿松动、口腔溃疡、口酸，牙齿对冷、热、酸、甜或探触等刺激是否发生酸痛感觉，有无胸闷、气急、咳嗽等；

（2）体格检查：

1）内科常规检查：重点检查呼吸系统；

2）口腔科常规检查：重点检查有无口腔黏膜溃疡、龋齿，尤其应检查暴露在外的牙齿如切牙侧切牙和尖牙的唇面有无受损和受损的程度。

（3）实验室和其他检查：

必检项目：血常规、尿常规、肝功能、心电图、胸部 X 射线摄片、肺功能。

D.2.2　在岗期间职业健康检查

D.2.2.1　目标疾病：

（1）职业病：

1）职业性接触性皮炎（见 GBZ 20）；

2）职业性哮喘（见 GBZ 57）；

3）职业性牙酸蚀病（见 GBZ 61）；

4）职业性刺激性化学物致慢性阻塞性肺疾病（见 GBZ/T 237）。

（2）职业禁忌证：慢性间质性肺疾病。

D.2.2.2 检查内容：

（1）症状询问：重点询问口腔有无流涎、牙痛、牙齿松动、口腔溃疡、口酸，牙齿对冷、热、酸、甜或探触等刺激是否发生酸痛感觉；有无咳嗽、咳痰、胸闷、胸痛、气喘等呼吸系统症状；

（2）体格检查：

1）内科常规检查：重点检查呼吸系统；

2）口腔科检查：重点检查有无口腔黏膜溃疡、龋齿，尤其应检查暴露在外的牙齿如切牙、侧切牙和尖牙的唇面有无受损和受损的程度；并检查有无牙酸蚀，包括酸蚀牙数，酸蚀程度以及牙位分布；

3）皮肤科常规检查。

（3）实验室和其他检查：

必检项目：胸部 X 射线摄片、肺功能，发现牙酸蚀者可选择牙齿 X 射线摄片。

D.2.2.3 健康检查周期：2 年。

D.2.3 离岗时职业健康检查

D.2.3.1 目标疾病：同 D.2.2.1。

D.2.3.2 检查内容：同 D.2.2.2。

D.2.4 应急健康检查

D.2.4.1 目标疾病：

（1）职业性化学性眼灼伤（见 GBZ 54）；

（2）职业性皮肤灼伤（见 GBZ 51）；

（3）职业性急性化学物中毒性呼吸系统疾病（见 GBZ 73）。

D.2.4.2 检查内容：

（1）症状询问：重点询问短期内接触较大量酸雾或酸酐的职业史及羞明、流泪、咽痛、胸闷、气急、咳嗽、咳痰、哮喘等眼和呼吸系统症状；

（2）体格检查：

1）内科常规检查：重点检查呼吸系统；

2）眼科常规检查：重点检查结膜、角膜病变，必要时裂隙灯检查；

3）鼻及咽部常规检查，必要时咽喉镜检查；

4）皮肤科常规检查。

（3）实验室和其他检查：

1）必检项目：血常规、尿常规、心电图、胸部 X 射线摄片、血氧饱和度；

2）选检项目：血气分析。

D.3　苯（CAS 号：71-43-2）

D.3.1　上岗前职业健康检查

D.3.1.1　目标疾病：

职业禁忌证：

（1）血常规检出有如下异常者：

1）白细胞计数低于 $3.5×10^9/L$ 或中性粒细胞低于 $1.8×10^9/L$；

2）血小板计数低于 $125×10^9/L$。

（2）造血系统疾病。

D.3.1.2　检查内容：

（1）症状询问：重点询问神经系统和血液系统病史及症状，如：头痛、头晕、乏力、失眠、多梦、记忆力减退、皮肤黏膜出血、月经异常等；

（2）体格检查：内科常规检查；

（3）实验室和其他检查：

必检项目：血常规、尿常规、肝功能、心电图、肝脾 B 超、胸部 X 射线摄片。

D.3.2　在岗期间职业健康检查

D.3.2.1　目标疾病：

（1）职业病：

1）职业性慢性苯中毒（见 GBZ 68）；

2）职业性苯所致白血病（见 GBZ 94）。

（2）职业禁忌证：造血系统疾病。

D.3.2.2　检查内容：

（1）症状询问：重点询问神经系统和血液系统症状，如头痛、头晕、乏力、失眠、多梦、记忆力减退、皮肤黏膜出血、月经异常等；

（2）体格检查：内科常规检查；

（3）实验室和其他检查：

1）必检项目：血常规、尿常规、肝功能、心电图、肝脾 B 超；

2）复检项目：血常规异常者可选择血细胞形态及分类、骨髓穿刺细胞学检查。

D.3.2.3　复查：受检人员血常规异常者应每周复查 1 次，连续 2 次。

D.3.2.4　健康检查周期：1 年。

D.3.3　离岗时职业健康检查

D.3.3.1　目标疾病：

职业病：

（1）职业性慢性苯中毒；

（2）职业性苯所致白血病。

D.3.3.2　检查内容：同 D.3.2.2。

D.3.4　应急健康检查

D.3.4.1　目标疾病：职业性急性苯中毒（见 GBZ 68）。

D.3.4.2　检查内容：

（1）症状询问：重点询问短期内大量苯的职业接触史及头晕、头痛、恶心、呕吐、烦躁、步态蹒跚等症状。

（2）体格检查：

1）内科常规检查；

2）神经系统常规检查：注意有无病理反射；

3）眼底检查。

（3）实验室和其他检查：

1）必检项目：血常规、尿常规、肝功能、心电图、肝脾 B 超；

2）选检项目：脑电图、头颅 CT 或 MRI。

D.4　甲苯（二甲苯参照执行，CAS 号：108-88-3）

D.4.1　上岗前职业健康检查

D.4.1.1　目标疾病：职业禁忌证：中枢神经系统器质性疾病。

D.4.1.2　检查内容：

（1）症状询问：重点询问神经系统疾病史和相关症状；

（2）体格检查：

1）内科常规检查；

2）神经系统常规检查。

（3）实验室和其他检查：

必检项目：血常规、尿常规、肝功能、心电图、胸部 X 射线摄片。

D.4.2　在岗期间职业健康检查（推荐性）

D.4.2.1　目标疾病：同 D.4.1.1。

D.4.2.2　检查内容：同 D.4.1.2。

D.4.2.3　健康检查周期：3 年。

D.4.3　应急健康检查

D.4.3.1　目标疾病：

职业病：

（1）职业性急性甲苯中毒（见 GBZ 16）；

（2）职业性化学性皮肤灼伤（见 GBZ 51）；

（3）职业性化学性眼灼伤（见 GBZ 54）。

D.4.3.2　检查内容：

（1）症状询问：重点询问短期内接触大量甲苯的职业史及头晕、头痛、恶心、呕吐、胸闷等神经精神症状。

（2）体格检查：

1）内科常规检查；

2）神经系统常规检查；

3）皮肤科常规检查；

4）眼科常规检查及眼底检查。

（3）实验室和其他检查：

1）必检项目：血常规、尿常规、肝功能、心电图、肾功能、心肌酶谱、肌钙蛋白T(TnT)、肝肾 B 超；

2）选检项目：尿马尿酸、头颅 CT 或 MRI、脑电图。

D.5　噪声

D.5.1　上岗前职业健康检查

D.5.1.1　目标疾病：

职业禁忌证：

（1）500 Hz、1000 Hz 和 2 000 Hz 中任一频率纯音气导听阈 ＞ 25 dBHL 的永久性感音神经性听力损失；

（2）高频段 3000 Hz、4000 Hz、6 000 Hz 双耳平均纯音气导听阈 ≥ 40 dBHL，且较好耳语频（500 Hz、1 000 Hz 和 2 000 Hz）和高频（4 000 Hz）听阈加权值 ≥ 26 dBHL；

（3）任一耳传导性听力损失，语频平均听阈 ≥ 41 dBHL。

D.5.1.2　检查内容：

（1）症状询问：

1）有无中、外耳疾患史：如是否曾出现流脓、流水、耳鸣、耳聋、眩晕等症状；

2）可能影响听力的外伤史、爆震史；

3）药物史：如使用链霉素、庆大霉素、卡那霉素、新霉素、妥布霉素、万古霉素、多黏菌素、氮芥、卡伯、顺铂、利尿酸、水杨酸类、含砷剂、抗疟剂等药物；

4）中毒史：如一氧化碳等中毒等；

5）感染史：如流脑、腮腺炎、耳带状疱疹、伤寒、猩红热、麻疹、风疹、梅毒等疾病史；

6）遗传史：如家庭直系亲属中有无耳聋等病史；

7）有无噪声接触史及个人防护情况。

（2）体格检查：

1）内科常规检查；

2）耳科常规检查。

（3）实验室和其他检查：

1）必检项目：血常规、尿常规、肝功能、心电图、纯音听阈测试、胸部 X 射线摄片；

2）复检项目：纯音听阈测试异常者可选择声阻抗声反射阈测试、耳声发射、听觉脑干诱发电位。

D.5.2 在岗期间职业健康检查

D.5.2.1 目标疾病：

（1）职业病：职业性噪声聋（见 GBZ 49）。

（2）职业禁忌证：

1）除噪声外各种原因引起的 500 Hz、1 000 Hz 和 2 000 Hz 中任一频率纯音气导听阈＞25dBHL 的永久性感音神经性听力损失；

2）任一耳传导性听力损失，语频平均听阈≥41 dBHL；

3）噪声敏感者（上岗前职业健康体检纯音听阈测试各频率听阈均≤25dBHL，噪声作业 1 年之内，高频段 3 000 Hz、4 000 Hz、6 000 Hz 中任一耳、任一频率听阈≥65dBHL）。

D.5.2.2 检查内容：

（1）症状询问：同 D.5.1.2（1）。

（2）体格检查：同 D.5.1.2（2）。

（3）实验室和其他检查：

1）必检项目：纯音听阈测试、心电图；

2）复检项目：纯音听阈测试异常者可选择声阻抗声反射阈测试、耳声发射、听觉脑干诱发电位、多频稳态听觉电位。

注：听力测试应在受试者脱离噪声环境至少 14h 后进行；语频平均听阈＞40dBHL 者，且听力损失曲线为水平样或近似直线者应复查，复查应在受试者脱离噪声环境至少 48h 后进行。

D.5.2.3 健康检查周期：

（1）噪声作业岗位噪声暴露等效声级≥85dB $L_{Aeq,8h}$，1 年 1 次；

（2）80 dB $L_{Aeq,8h}$≤噪声作业岗位噪声暴露等效声级＜85dB $L_{Aeq,8h}$，2 年 1 次。

D.5.3 离岗时职业健康检查

D.5.3.1 目标疾病：职业性噪声聋。

D.5.3.2 检查内容：同 D.5.2.2。

D.5.4 应急健康检查

D.5.4.1 检查对象：因意外或事故工作场所易燃易爆化学品、压力容器等发生爆炸时所产生的冲击波及强脉冲噪声可能致中耳、内耳或中耳及内耳混合性损伤，导致急性听力损失或丧失的现场职业接触人群（包括参加事故抢救的人员）。

D.5.4.2 目标疾病：职业性爆震聋（见 GBZ/T 238）。

D.5.4.3 检查内容：

（1）症状询问：重点询问爆震接触情况及听力障碍、耳鸣、耳痛等；

（2）体格检查：

1）耳科常规检查：重点检查外耳有无外伤、鼓膜有无破裂及出血等；

2）合并眼、面部复合性损伤时，应针对性的进行相关医科常规检查。

（3）实验室和其他检查：

1）必检项目：纯音听阈测试；

2）选检项目：声阻抗声反射阈测试、耳声发射、听觉脑干诱发电位、40 Hz 电反应测听、多频稳态听觉电位、颞部 CT。

（4）必要时进行工作场所现场调查。

（5）医学观察：

1）无鼓膜破裂或听骨脱位、听骨链断裂者应在接触爆震后动态观察听力 1～3 个月；

2）鼓膜修补、鼓室成形以及听骨链重建术者动态观察听力可延长至术后 6 个月；

3）并发急性中耳炎患者听力观察至临床治愈；

4）合并继发性中耳胆脂瘤的患者听力观察至手术治疗后。

D.6　高温

D.6.1　上岗前职业健康检查

D.6.1.1　目标疾病：

职业禁忌证：

（1）未控制的 2 级以上高血压；

（2）慢性肾炎；

（3）未控制的甲状腺功能亢进症；

（4）未控制的糖尿病；

（5）全身瘢痕面积≥20%（伤残等级达八级）；

（6）癫痫；

（7）病理性心律失常。

D.6.1.2　检查内容：

（1）症状询问：重点询问有无心血管系统、泌尿系统及神经系统症状等；

（2）体格检查：

1）内科常规检查，重点检查甲状腺及心血管系统；

2）皮肤科常规检查。

（3）实验室和其他检查：

必检项目：血常规、尿常规、肝功能、肾功能、空腹血糖、心电图、胸部 X 射线摄片，有甲亢病史或表现者检查血清游离甲状腺素（FT4）、血清游离三碘甲状原氨酸（FT3）、促甲状腺激素（TSH）。

D.6.2　在岗期间职业健康检查

D.6.2.1　目标疾病：同 D.6.1.1。

D.6.2.2 检查内容：同 D.6.1.2。

D.6.2.3 健康检查周期：1 年，应在每年高温季节到来之前进行。

D.6.3 应急健康检查

D.6.3.1 检查对象：因意外或事故接触高温可能导致中暑的职业接触人群（包括参加事故抢救的人员），或高温季节作业出现有中暑先兆的作业人员。

D.6.3.2 目标疾病：职业性中暑（见 GBZ 41）。

D.6.3.3 检查内容：

（1）症状询问：如头痛、头昏、胸闷、心悸、多汗、高热、少尿或无尿等；

（2）体格检查：

1）内科常规检查：重点检查体温、血压、脉搏；

2）神经系统常规检查。

（3）实验室和其他检查：

1）必检项目：血常规、尿常规、心电图、血钠、肾功能；

2）选检项目：空腹血糖、头颅 CT 或 MRI、脑电图，必要时进行工作场所现场调查。

D.7 石墨粉尘

D.7.1 上岗前职业健康检查

D.7.1.1 目标疾病：

职业禁忌证：

（1）活动性肺结核病；

（2）慢性阻塞性肺疾病；

（3）慢性间质性肺疾病；

（4）伴肺功能损害的疾病。

D.7.1.2 检查内容：

（1）症状询问：重点询问呼吸系统、心血管系统疾病史、吸烟史及咳嗽、咳痰、喘息、胸痛、呼吸困难、气短等症状；

（2）体格检查：内科常规检查，重点检查呼吸系统、心血管系统；

（3）实验室和其他检查：

必检项目：血常规、尿常规、肝功能、心电图、后前位 X 射线高千伏胸片或数字化摄影胸片（DR 胸片）、肺功能。

D.7.2 在岗期间职业健康检查

D.7.2.1 目标疾病：

（1）职业病：石墨尘肺（见 GBZ 70）；

（2）职业禁忌证：同 D.7.1.1。

D.7.2.2 检查内容：

（1）症状询问：重点询问咳嗽、咳痰、胸痛、呼吸困难，也可有喘息、咯血等症状；

（2）体格检查：内科常规检查，重点检查呼吸系统和心血管系统；

（3）实验室和其他检查：

1）必检项目：后前位 X 射线高千伏胸片或数字化摄影胸片（DR 胸片）、心电图、肺功能；

2）复检项目：后前位胸片异常者可选择胸部 CT。

D.7.2.3　健康检查周期：

（1）生产性粉尘作业分级 I 级，4 年 1 次；生产性粉尘作业分级 II 级及以上，2～3 年 1 次；

（2）X 射线胸片表现有尘肺样小阴影改变的基础上，至少有 2 个肺区小阴影的密集度达到 0/1，或有 1 个肺区小阴影密集度到达 1 级，每年检查 1 次，连续观察 5 年，若 5 年内不能确诊为尘肺患者，按 D.7.4.2.3（1）执行；

（3）尘肺患者每 1～2 年进行 1 次医学检查，或根据病情随时检查。

D.7.3　离岗时职业健康检查

D.7.3.1　目标疾病：

职业病：石墨尘肺。

D.7.3.2　检查内容：同 D.7.2.2。

D.7.4　离岗后健康检查（推荐性）

D.7.4.1　检查对象：接触粉尘 5 年以上的粉尘作业人员。

D.7.4.2　目标疾病：石墨尘肺。

D.7.4.3　检查内容：

（1）症状询问：重点询问咳嗽、咳痰、胸痛、呼吸困难、喘息、咯血等症状；

（2）体格检查：内科常规检查，重点检查呼吸系统和心血管系统；

（3）实验室和其他检查：

必检项目：后前位 X 射线高千伏胸片或数字化摄影胸片（DR 胸片）。

D.7.4.4　检查时间：接触粉尘工龄在 20 年 (含 20 年) 以下者，随访 10 年，接触粉尘工龄超过 20 年者，随访 15 年，随访周期原则为每 5 年 1 次；若接尘工龄在 5 年（含 5 年）以下者，且接尘浓度符合国家卫生标准可以不随访。

附件 4

某铅酸蓄电池制造企业减少铅吸收控制方案

该企业为一家外资企业，所属行业为电气机械和器材制造业，公司的职业卫生管理部门设在环境健康安全部（EHS），有 4 名专职职业卫生管理人员。该公司严格执行职业卫生"三同时"制度，坚持定期执行职业病危害因素监测及职业健康检查制度。公司除每年委托具有资质的职业卫生技术服务机构进行年度工作场所职业病危害因素检测与评价之外，还每个月对车间高铅岗位进行监测。通过采取湿式清扫、岗位空调送风、加强密闭操作等措施，近两年空气中铅浓度的超标率控制在 20% 以内。公司制定了严格的《减少铅吸收控制方案》，通过定期测定各岗位劳动者的血铅值，强化职工的防护意识，对工作场所及劳动者进行动态管理，良好的管理模式使得近两年劳动者在岗期间职业健康检查血铅值 ≥ 400μg/L 的比例控制在 1% 以内，自建厂以来未发生 1 例职业病。

1 血铅检查方案

1.1 参加者：企业所有员工

1.2 频次：在生产作业区域停留时限高于 1h/d 的员工 2 次/a，其余员工 1 次/a，血铅检查高于 300 μg/L 的员工，之后连续检查 3 个月。

1.3 告知：EHS 将在获知检查结果第 5 个工作日后，以一定的形式告知员工，告知函见附件 2。

1.4 换岗及其他工作安排：当员工的上 3 次平均血铅值 ≥ 400 μg/L，或一次血铅值 ≥ 500 μg/L，工厂应将该员工从高铅接触区安排到低铅接触区（浓度 < 0.01mg/m³），当员工连续 3 次检测血铅值 < 300 μg/L 时可返回高铅接触区。

1.5 咨询及检查服务：EHS 在获知员工血铅水平高（绝对值 > 250 μg/L 或变化 ≥ 100 μg/L）10 日内提供咨询服务，建立员工卫生习惯核查表（300 μg/L 以上的人员也需要）和约谈记录表（包括员工职业卫生习惯、生活习性、建议的铅防治措施等），核查表和约谈记录表需要在检查结果出来后 1 个月内完成。

1.6 高血铅值措施步骤：当员工的血铅值 300 μg/L 时要求员工淋浴洗头且在整个工作时间内佩戴呼吸保护装置。

1.7 报告：每个月铅防治小组审核有关的血铅检查信息加以分析并进行报告，并在工厂主要公告牌上公布有关信息和员工进行沟通。

2　现场监测（公司内部监测）

2.1　国家法规：依据国家的法律法规进行监测。

2.2　频次：公司铅作业区域按铅烟尘的浓度值大小分为三类：

一类区域：每月监测一次；

二类区域：每季度监测一次；

三类区域：每年监测一次。

2.3　告知：EHS 将在获知检查结果第 10 个工作日后，以一定的形式告知员工。

2.4　评估：根据监测结果，EHS 定期进行针对性的评审，一类区域每月一次评价，根据趋势图找出规律和参数，为环境及设备的改造提供参数，二类区域每季度一次评价，从数据上对比一类区域最小值，超出者自行上升为一类区域，三类区域每年进行一次评价，有较大差异的，重复监测一次。

2.5　存档：EHS 按以下内容进行存档。

（1）日期、编号、时间、地点和每次取样的样本结果进行保存（永久）；

（2）采样和分析方法（国家标准或规范）；

（3）与监测结果有关联的代表性员工的相关资料；

（4）现场员工配备的劳动保护用品类型和型号等；

（5）其他对铅监测结果有影响的环境变量。

2.6　报告：每个月铅防治小组将空气监测结果进行评审并在公告栏上张贴。

3　个人卫生及卫生设备

由于铅防护工作对员工的要求，同时为了更好地控制造成员工铅吸收的源头，卫生设备的作用不可小觑，以下建议请执行：

3.1　工厂应提供清洁的更衣室，更衣柜上有锁密封较好，带有"脏"字的更衣柜只能用来存放用过的工作服，工作服应存放在标识有"脏"字的容器里不得混放，在存放工作服的区域及清洁的更衣室需配备鞋柜，分别存放干净及受污染的鞋子，且通风效果要好，在更衣室门口安装落地式镜子以便员工自身视觉检查。

3.2　在条件允许的情况下，员工从有铅区域进入到无铅区域时（食堂/更衣室门口），使用铅的部门给员工配置真空站，避免员工进入无铅或少铅工作区域时造成污染。

3.3　在所有工作区域或少铅区域都应张贴宣传材料或警告：工作服受到污染不得吹吸抖动工作服。

3.4　员工工作服的清洗应由专职人员操作，并告知清洁工作服的工作人员其工作存在潜在铅接触威胁。对装有工作服的容器应有标识"脏"字，并保证有足够的容器存放干净及污染过的工作服。

4 职业卫生现状

4.1 公司职业卫生现状

公司于 2005 年成立，公司在建厂之初就考虑到要保护好员工的健康，所以针对公司可能存在的职业危害因素聘请了专业的检测机构于 2006 年进行了针对公司的职业危害因素的预评价。预评价提示公司存在职业危害因素——铅，因而公司对所有涉铅的岗位提供了符合国家法律要求的职业卫生设施和劳动保护用品。为了防止员工的血铅超标，公司每年给员工提供 2 次体检。

主要职业危害因素：铅尘、铅烟。

4.2 铅的主要危害

4.2.1 神经系统损害可出现失眠、多梦、记忆力减退。

4.2.2 消化系统损害可出现腹胀、便秘、腹痛、严重可出现腹绞痛。

4.2.3 贫血。

4.2.4 肢体皮肤感觉障碍。

4.3 铅的吸收途径

因为铅是我们主要的职业危害因素，所以我们需要了解铅的人体吸收途径。了解铅在无防护状态而被人体吸收，通过学习而思考在工作过程中如何阻挡这几个吸收途径。要知道预防胜于治疗。

4.3.1 胃肠道吸收

铅的污染物或铅颗粒经口腔进入消化道，5% 被人体吸收，85% 随大便排出体外。

4.3.1.1 减少进入口腔的铅尘最好方法是正确地使用口罩；能过滤空气，防止铅尘的进入。

4.3.1.2 经常检查防尘口罩的气密性，爱惜口罩。

4.3.1.3 注意口腔卫生，进餐前漱口。

4.3.1.4 工作时，尽量少说话。

4.3.2 呼吸系统吸收

空气中的铅烟及铅尘经呼吸道进入人体的肺部，铅及铅的化合物就会附着在人体的肺泡上，会有约 1% 被人体吸收进入血液。99% 的铅尘随痰吐出。

工作时戴上口罩就可以很好地过滤空气。当然，过滤的程度取决于口罩的质量。但是戴口罩也要讲究一定的方法。铅检的结果显示不认真戴口罩的员工的铅含量普遍较认真戴口罩的员工高。

4.3.3 皮肤黏膜吸附

人体的皮肤上也有一定的铅尘残留，不清洗也会被我们不小心吃进肚子。所以我们需要做到以下几项要求。

4.3.3.1 讲个人卫生，多漱口。

4.3.3.2 勤换工作服，勤洗工作服。

4.3.3.3 穿工作服工作。

4.3.3.4 下班洗澡、洗头、洗口鼻。

4.4 如何预防职业性危害因素

4.4.1 遵守岗位安全作业指导书。

4.4.2 正确佩戴使用劳动防护用品，针对铅尘的防护，焊接枪手佩戴 3M6200 口罩，焊接准备、入槽、包片，搬电池佩戴 3M3200 或者 3M3100 口罩。热封和穿壁焊佩戴 3M9002 口罩。同时养成良好的职业卫生习惯，合理饮食。

4.4.2.1 在车间内（无论是在工作岗位上或临时脱离岗位），必须按照要求佩戴口罩和工作帽。

4.4.2.2 必须按照要求更换口罩滤芯（3M3701 滤芯每 12 小时一换，3M2091 滤芯每 40 小时一换，3M3744 滤芯每 24 小时一换）。

4.4.2.3 在完成日工作任务后须对面具口罩进行清洗，后置于指定地点存放。

4.4.2.4 在面具口罩不用时进行密封保存。

4.4.2.5 饮水须使用有盖的杯子，工间休息（尤其是喝水和抽烟）时应先用洗手液洗手，并用清水刷牙、漱口和洗脸。

4.4.2.6 建议吃饭前必须刷牙并洗手、脸，下班前必须洗澡洗头。

4.4.2.7 禁止在车间吃东西。

4.4.2.8 提倡不抽烟、不喝酒，做不到的应尽量少抽烟、少喝酒。

4.4.2.9 饮食上多吃含钙高的食品（如牛奶、海带、虾、豆制品等），多吃优质蛋白质高的食品（如鱼肉、猪肉、牛羊肉）。

4.4.2.10 多食用含维生素 C 丰富的食品（如橘子、橙子、草莓、青椒）。

4.4.2.11 多食用含膳食纤维较多的蔬菜和水果（如芹菜、大白菜等）。

4.4.2.12 坚持吃早餐，保持充足的休息和睡眠，增强身体抵抗力。

4.4.2.13 员工的指甲应剪短并保持干净。不提倡员工用手接触脸部。

4.4.2.14 不提倡员工留胡须。

5 个人劳保用品

5.1 危害评估

由 EHS 对公司厂区内各岗位人员的健康及安全危害予以评估，制定《岗位危害评估表》，评估内容包括眼、手、脚、脸、皮肤和呼吸系统等。危害评估内容每年 3 月份需更新一次。

5.2 劳保用品选择

EHS 根据《岗位危害评估表》内容结合现有劳保用品配置规范及实际生产情况为各岗位选择合适的劳保用品，确定劳保用品适用性，以保障员工健康安全，拟定劳保配置标准。

5.3 劳保配置标准审核

EHS、生产部、物流部及工程部共同负责劳保用品的配置标准审核，并且每年4月份需要对劳保用品的配置标准进行重新审核。配置标准主要内容有使用劳保用品的型号及各岗位每月需求数量。EHS首先根据各岗位生产条件为员工设计配置类型，再由生产部、物流部及工程部共同讨论确定配置类型及每月配置数量。EHS主导标准制定，厂长审批。

5.4 劳保配置标准通告

劳保配置标准应及时在现场张贴通告，主要内容包含工作现场环境等级、呼吸防护配置类型，以明确方式告知员工进入该区域需佩戴的最低呼吸防护劳保标准。现场环境等级和呼吸防护配置类型需根据实际情况予以更新，由EHS负责。

6 劳保用品的使用管理

6.1 各岗位人员领取劳保后应及时妥善保管，将劳保放置于专用的劳保柜中并上锁，每次按实际使用需求使用劳保。

6.2 各工作人员在进入车间前应确保劳保用品有效性，佩戴方式正确及齐全。如发现破损和失效现象应及时更换。

6.3 在日常工作中，各岗位人员应爱惜劳保用品，避免将本岗位劳保用于其他不适宜的工作岗位。

6.4 劳保用品严禁放置于便装区域内及公司指定的清洁环境区域，不得将劳保用品带离公司，以免造成环境二次污染，影响人员健康及环境。

6.5 劳保用品应及时定期清洁，呼吸防护面具应至少每天清洁一次，自行用清水冲洗，避免与洗洁精等有机溶剂接触，以免发生口罩变形；工作服应每天清洗一次，每天下班后交由洗衣房清洗。

6.6 劳保用品在使用一段时间后应予以更换，更换时间最低要求如下：

名称	更换时间	名称	更换时间	名称	更换时间
3M9002A	2 天	3M3701	1 天	3M3744	2 天
3M2091	5 天	3M2096	15 天	3M7093	5 天
3M3200	3 月	3M6200	3 月	3M7502	3 月

6.7 新员工入职前应当接受劳保用品使用培训，应让员工已充分理解培训的内容并表现出能妥善使用个人劳保用品的能力，并以书面的认证程序来确认。对在认证过程中发现员工未能理解培训内容或不能正确使用个人劳保用品的需重新培训。如果还不能理解培训内容或不能正确按培训要求使用劳保用品则应考虑限制（不允许）该员工从事相应的工作。

血铅检查结果告知函见附件2。

附件 5

铅中毒与健康（WHO）实况报道

（2015 年 8 月，第 379 号）

1. 铅是一种累积性毒物，影响身体多个系统，特别对幼童具有危害

据估计，儿童因接触铅每年导致大约 60 万例新发智障儿童。

铅接触每年造成 14.3 万例死亡，在发展中国家区域造成的负担最重。约有一半由铅造成的疾病负担发生在世卫组织东南亚区域，而世卫组织西太区和东地中海区域则各占 1/5。

身体中的铅分布在大脑、肝脏、肾脏和骨骼。它在牙齿和骨骼中储存下来，随着时间不断累积。人类的接触程度通常通过测量血铅加以估测。没有已知的被认为安全的铅接触水平。

2. 铅中毒完全可以得到预防

铅是一种在地壳中自然出现的有毒金属。其广泛使用在全世界许多地方造成了大范围环境污染、人类接触安全和公共卫生问题。

环境污染的重要来源包括矿山、冶炼、生产和回收活动以及某些国家对含铅涂料和含铅汽油的持续使用。超过 3/4 的全球铅用于机动车铅酸蓄电池的生产。然而许多其他产品也会用到铅，比如颜料、油漆、焊接、彩绘玻璃、水晶容器、弹药、陶瓷釉料、珠宝、玩具和某些化妆品及传统药物；通过铅管或者利用含铅焊料连接的管道所传送的饮用水可能含有铅。全球商业中的很多铅现在都是通过回收方法获得。

年幼儿童特别容易受到铅所带来的毒性影响，并要忍受严重并且持续性健康副作用，尤其会影响到大脑和神经系统的发育。铅还会对成人带来长期损害，包括会增加出现高血压和肾脏损害危险的风险。孕妇接触到高浓度的铅可导致流产、死产、早产和低出生体重以及轻微畸形胎儿。

3. 来源和暴露途径

人们可能会通过职业和环境来源接触到铅。这主要是吸入由于燃烧含铅材料所产生的铅颗粒，如在冶炼、非正规回收、含铅油漆剥离以及使用含铅汽油时，以及摄入

受到铅污染的尘埃、水（含铅管道）、食物（铅釉或者用铅焊接的容器），使用某些传统化妆品和药品也可造成铅接触。

年幼儿童特别容易受到影响，因为他们从特定来源吸收摄入的铅量是成人的4～5倍。此外，儿童的天生好奇心以及与其年龄相符的手口行为，会将如受到污染的土壤或者灰尘以及腐烂的含铅涂料薄片等含铅或者镀铅物品放入口中或者吞下。这种接触途径会对具有异食癖的儿童（总是强迫性想吃非食用物品）带来的影响更大。如他们可能会从墙壁、门框和家具上取下含铅涂料并吃掉。因蓄电池回收和采矿而接触到受到铅污染的土壤和灰尘在塞内加尔和尼日利亚的年幼儿童中造成了大规模铅中毒和多起死亡情况。

铅一旦进入身体，就会分布到大脑、肾脏、肝脏和骨骼等器官。身体将铅储存在牙齿和骨骼，随着时间推移而不断积累。储存在骨骼中的铅可能在妊娠期间重新游离到血液，从而使胎儿发生接触。营养低下儿童更容易受到铅的影响，当缺乏钙等其他营养素时，身体会吸收更多的铅。铅中毒的高危儿童属于十分年幼者（包括发育中的胎儿）和贫困群体。

4. 铅中毒对儿童带来的健康影响

铅对儿童健康具有严重影响。高浓度接触会使铅影响到大脑和中枢神经系统，引起昏迷、抽搐、甚至死亡。从严重铅中毒中恢复过来的儿童可能会留有智力低下和行为紊乱问题。没有引起明显症状并且以往认为是安全的低浓度铅接触，现在已知可在多个身体系统产生一系列伤害。尤其是铅会影响到儿童大脑发育，造成智商（IQ）下降、像是注意力时间缩短以及反社会行为增加等行为改变以及学习成绩下降。铅接触还可引起贫血、高血压、肾功能损害、免疫毒性以及生殖器官毒性。人们认为，由铅带来的神经和行为影响具有不可逆性。

目前为止还没有已知的安全血铅浓度。但人们已知，随着铅接触的增加，症状及其影响的范围和严重性也会增加。即便血铅浓度达到5μg/dL这一曾经被认为的"安全水平"，也可能会引起儿童智力下降、行为困难以及学习问题。

但令人鼓舞的是，含铅汽油在多数国家已经成功遭到淘汰，这使人群层面的血铅浓度出现了显著下降。现在只有6个国家继续使用含铅汽油。

5. 世界卫生组织的应对措施

世界卫生组织已经将铅确定为引起重大公共卫生关注的10种化学品之一，需要各会员国采取行动，保护工人、儿童和育龄妇女的健康。世界卫生组织在其网站上提供了一系列有关铅的信息，包括针对政策制定者的信息、技术指导以及宣传材料。

目前世界卫生组织正在制定预防和管理铅中毒问题指南，使决策者、公共卫生当局和卫生专业人员对于他们所采取的措施循证指导，使儿童和成年人的健康受到保护，不与铅发生接触。

由于含铅涂料是目前许多国家仍然存在的接触来源，世界卫生组织与联合国环境规划署携手，成立了全球消除含铅涂料联盟。这是一个合作行动，集中精力并努力推动实现防止儿童接触含铅涂料中的铅并尽量降低对这类涂料的职业性接触这一国际目标。该联盟的主要目标是推动逐步淘汰含铅涂料的生产与销售，并最终消除这类涂料带来的风险。全球消除含铅涂料联盟是促进落实可持续发展问题世界首脑会议执行计划第 57 段的内容以及国际化学品管理战略方针第 II/4B 号决议的一个重要实施手段，当前两者都在关注淘汰含铅涂料。

附件 6

酸蓄电池制造企业职业危害防护技术规范

1. 范围

本标准规定了铅酸蓄电池制造企业（以下简称企业）职业危害防护的基本要求、职业卫生工程防护要求、个人防护要求、防护管理要求及应急救援要求。

本标准适用于各种类型铅酸蓄电池制造企业的职业危害预防与控制、职业卫生技术服务机构对铅酸蓄电池制造企业进行的职业病危害评价以及职业卫生监督管理部门的监督管理。

2. 规范性引用文件

下列文件对于本文件的应用是必不可少的。凡是注日期的引用文件，仅所注日期的版本适用于本文件。凡是不注日期的引用文件，其最新版本（包括所有的修改单）适用于本文件。

GB 1900.11 蓄电池名词术语

GB 2626 呼吸防护用品——自吸过滤式防颗粒物呼吸器

GB 2890 呼吸防护 自吸过滤式防毒

GB 11659 铅酸蓄电池厂卫生防护距离标准

GB 13746 铅作业安全卫生规程

GB 18597 危险废物贮存污染控制标准

GB 50019 工业企业供暖通风与空气调节设计规范

GB 50033 建筑采光设计标准

GB 50034 建筑照明设计标准

GB 50187 工业企业总平面设计规范

GBZ 1 工业企业设计卫生标准

GBZ 2.1 工作场所有害因素职业接触限值第 1 部分：化学有害因素

GBZ 2.2 工作场所有害因素职业接触限值第 2 部分：物理因素

GBZ 158 工作场所职业病危害警示标识

GBZ 188 职业健康监护技术规范 GB/T 11651 个体防护装备选用规范 GB/T 16758

排风罩的分类及技术条件 GB/T 17398 铅冶炼防尘防毒技术规程

GB/T 18664 呼吸防护用品的选择、使用与维护

GB/T 23466 护听器的选择指南

GBZ/T 196 建设项目职业病危害预评价技术导则

3. 术语和定义

3.1   职业病危害防护设施   facility for control occupational hazard

以消除或者降低工作场所的职业病危害因素浓度或强度，减少职业病危害因素对劳动者健康的损害或影响，达到保护劳动者健康目的的的装置。[GBZ/T 196，术语和定义 3.4]

3.2   铅酸蓄电池   lead – acid battery 电极主要由铅制成，电解液是硫酸溶液的一种蓄电池。[GB 1900.11-89，一般术语及蓄电池类型 2.4]

3.3   铅尘   lead dust 铅酸蓄电池生产过程中产生的漂浮于空气中的含铅固体微粒，其直径大于 0.1 μm。[GB/T 17398，术语和定义 3.2]

3.4   铅烟   lead fume 铅料熔炼过程中产生的铅蒸气在空气中迅速冷凝及氧化后形成的悬浮于空气中的固体颗粒，其直径不超过 0.1 μm。[GB/T 17398，术语和定义 3.1]

4. 基本要求

4.1   企业选址应符合 GB 11659 的要求，厂区总体布局应符合 GB 50187、GBZ 1 的要求。

4.2   企业宜优先采用先进的生产工艺和技术，提高生产过程的机械化、自动化和密闭化程度，减少手工操作，消除或控制职业危害。

4.3   企业应采用有效的职业病防护设施，进行经常性的维护、检修，定期检测其性能和效果，确保其处于正常状态，不得擅自拆除或者停止使用。

4.4   企业生产作业环境应满足 GBZ 1、GBZ 2.1、GBZ 2.2 的要求，生产操作应遵循 GB 13746 的要求。

4.5   企业工作场所采光、照明应分别符合 GB 50033、GB 50034 的要求；供暖通风和空气调节应符合 GB 50019 的要求。

4.6   辅助用室设置应符合 GBZ 1 的要求，与工作场所分隔开。

4.7   工作场所应保持清洁，及时清除生产过程中产生的废物，危险废物贮存应符合 GB 18597 规定。

5. 职业卫生工程防护要求

5.1   板栅铸造

5.1.1   熔铅、铸板及铅零件工序应设在封闭的车间内，并设定为限制性区域，与其他车间隔离，进入者应佩戴附录 A 规定的防护用品

5.1.2   熔铅锅应保持封闭，并采用自动温控措施，不加料时应处于关闭状态。熔铅锅、

铸板机产生烟尘的部位应设置密闭式排风装置和净化装置，控制点风速应大于1m/s，有效避免烟尘的外逸。

5.1.3 板栅铸造造应采用连铸连轧、连冲、压铸、拉网设备或集中供铅铸板机设备。所有重力浇铸板栅工艺，均应实现集中供铅。

5.1.4 产生热辐射的铸板岗位设备应采取隔热处理，可采用有效的隔热和岗位送风降温等措施，不得使用工业风扇。浇铸口四周应设密闭或半密闭侧吸罩，收集浇铸产生的铅烟，并避免铅液在注入过程中向外飞溅。

5.1.5 生产过程中产生的铅渣、不合格板栅和边角料，应及时定点收集、加盖存放，集中处理。

5.2 铅粉制造

5.2.1 铅粉制造宜采用铅锭直接冷切制粒法或直接购进铅粒。采用热熔法的企业，熔铅锅的防护同前。铅粉系统（包括贮粉、输粉）应全自动密封，其进、出料口设置局部排风设施，收集的含尘气体应接入废气处理设施。应定期检查输送管道，防止造成铅粉泄露。

5.2.2 球磨机应采用减振、消声技术措施，并单独布置在隔间内，减轻噪声污染，同时配置整体密闭式排风罩。

5.2.3 所有原料和半成品的存放应有专门的存放地点。

5.3 极板制造

5.3.1 极板制造应采用铅膏代替铅粉，湿式操作。涂板、分板、刷板、称板采用自动涂板机、自动分板机、自动刷板机、自动称板机等机械化操作。

5.3.2 和膏工序（包括加料）应使用自动化设备，在密封负压状态下生产，排风管道应与废气处理设施连接。

5.3.3 涂板及极板传送工序应配备废液自动收集系统，并与废水管线连通。生产管式极板应当采用自动挤膏工艺或封闭式全自动负压灌粉工艺。涂板、和膏工作台面或吊运和膏极板的设备，应设置防止铅膏溢出的接收槽，并及时清理粘附、散落的铅粉、铅膏，防止二次污染。

5.3.4 分板刷板（耳）工序应布置在封闭的车间内,采用合理的机械通风保证车间负压，并使用密闭化、机械化的分板刷板（耳）设备，全面排风与局部排风设施收集的气体均应处理后排放。

5.3.5 装填过铅粉、铅膏的极板，吊装搬运时应设置铅粉收集装置。生产过程中产生的废极板、废极耳应定点存放、及时回收。

5.3.6 烘干固化室应独立密闭，与附近操作岗位相隔离，采用有效的隔热和降温等措施。出料口应采用上吸或侧吸排风罩，并与废气处理设施连接。

5.4 装配工序

5.4.1 包板、称板工序应使用机械化包板、称板设备，包板、称板、装配焊接等作业点应设置含铅烟（尘）气体收集装置，并根据烟、尘特点采用符合设计规范的吸气方式,保持足够的风量，确保劳动者处于局部负压环境下。

5.4.2 焊接应采用自动烧焊机或自动铸焊机，宜采用上、侧吸式排风罩。采用岗位送风时，应合理组织气流，避免干扰局部排风。电池组间拼接鼓励采用不焊接的铜条螺口连接。

5.4.3 极板运行、堆放区域禁止局部送风，避免极板表面铅粉被吹落和扬尘，造成二次污染。

5.5 化成工序

5.5.1 应布置在封闭的车间内，采用合理的机械通风使车间处于微负压状态下，并设置与产能相适应的硫酸雾收集和处理设施；化成车间的全面通风方式应为上送下排式，送入的新风应避免对酸雾吸风罩的气流形成干扰，影响酸雾收集效果。

5.5.2 宜采用内化成工艺，上部应与酸雾处理系统联接；采用外化成工艺的，化成槽应封闭，并保持在局部负压环境下生产。应使用回馈式充放电机实现放电能量回馈利用。供酸工序应采用自动配酸系统、密闭式酸液输送系统和自动灌酸设备。电池清洗工序应使用自动清洗机。淋酸、洗板、浸渍、灌酸、电池清洗工序应配备废液自动收集系统，收集后集中处理。

5.5.3 硫酸应单独存放且避免与其他氧化物接触，设置专门的浓硫酸贮存罐，并设置隔离围堰、泄险区和冲淋、洗眼等应急设施。围堰的有效容量应达到围堰内容纳最大容量酸罐泄漏的 110% 容积量。

5.6 包装工序

5.6.1 印刷岗位应设置局部通风装置。

5.7 防护设施的维护

5.7.1 企业应建立、健全完善职业病防护设施、设备的维护保养制度，规范管理维护档案。指定经过培训的专业人员负责职业病防护设施、设备的检查和养护。

5.7.2 密闭罩应根据生产操作要求留有必要的检修门、操作孔和观察孔，开孔应不影响其密封性能。排风罩的形状及结构尺寸应符合 GB/T 16758 的相关要求，排风罩应使用不燃烧材料制造。有害气体在进入排风罩前，严禁通过操作者的呼吸带。

5.7.3 企业应确保通风吸尘排毒等职业病防护设施处于正常状态，不得擅自拆除或者停止运行，并对上述设备进行经常性的维护、检修，定期评价其性能和效果。职业病防护设施、应急救援设备处于不正常状态时，用人单位应立即停止使用有毒物品作业，待上述设备恢复正常状态后，方可重新作业。

6. 个人防护要求

6.1 企业应按照 GB/T 11651 规定，根据不同场所及工作岗位的不同防护要求，为劳动者提供正确的个人防护用品（见附录 A）。用于应急救援的防护用品应定期检查并妥善存放在可能发生事故的邻近地点，便于及时取用。

6.1.1 呼吸道防护。作业场所存在铅烟、铅尘和粉末状添加剂时，作业时劳动者应使用至少满足 GB/T 18664、GB 2626 规定的 KN95 级别的防颗粒物呼吸器；存在有机溶剂蒸气时，作业时劳动者应使用配有 A 型过滤元件的防毒面罩；存在酸雾时，作业时劳动者应使用配有复合过滤元件的防护面具。防毒面具应符合 GB 2890 的规定。

6.1.2 听力防护。具体选择原则、方法和培训应符合 GB/T 23466 的要求。

6.1.3 其他防护。作业场所存在铅烟、铅尘或者需要手接触含铅物件时，劳动者应配备防渗透手套。

在硫酸作业时，劳动者应穿着防酸防护服，佩戴防酸手套、护发帽和防酸面罩。

6.2 除正常生产外，生产设备包括除尘设备维修维护、更换滤料和日常清洁清扫等作业时，作业人员均需按照规定佩戴过滤式防尘口罩、防化学品手套、护目镜和防化学品鞋等防护用品。

6.3 企业应指定专人负责发放、保养个人防护用品，定期检查、及时维修和更新，指导劳动者正确使用个人防护用品，并督促劳动者上岗时穿戴好个人防护用品。在员工离开生产区域前，应收回手套、口罩、工作服、帽子等，进行统一处理，不得带出生产区域；个人防护用品应该保存在干燥、阴凉、无污染的场所，呼吸防护用品不得在生产环境中存放。

6.4 企业应具备防护服或工作服洗涤烘干设施与条件，指定专人负责防护服或工作服的清洁洗涤，严禁把防护服或工作服带出生产区。清理防护服或工作服不得使用任何可能向空气扩散铅尘的方法。应设置专门容器收集接触铅的废旧劳保用品、工具，并交由专业废弃物处理机构进行处置。

7. 防护管理要求

7.1 用人单位的要求

7.1.1 新建、扩建、改建和技术改造、技术引进项目，应在可行性论证阶段进行职业病危害预评价，设计阶段进行职业病防护设施设计，竣工验收阶段进行职业病危害控制效果评价。职业病防护设施必须与主体工程同时设计、同时施工、同时投入生产和使用，验收合格后，方可投入正式生产和使用。企业应在建设项目竣工验收之日起 30 日内向职业卫生监督管理部门进行职业病危害项目申报。

7.1.2 企业应指定或设置职业卫生管理机构或组织，配备专职的职业卫生专业人员，负责本单位的职业病防治工作。主要负责人和职业卫生管理人员应具备铅酸蓄电池制造企业职业危害防护的知识和管理能力，并接受职业卫生培训。企业应保障必要的职业危害防治经费的投入。

7.1.3 企业应建立、健全职业卫生管理制度和操作规程，应建立、健全企业职业卫生档案及劳动者职业健康监护档案并按照相关规定的期限妥善保存。企业应对接触职业病危害的劳动者进行上岗前的职业卫生培训和在岗期间的定期职业卫生培训，普及职业卫生知识，督促劳动者遵守职业病防治法律、法规、规章和操作规程，指导劳动者正确使用职业病防护设备和个人使用的职业病防护用品。

7.1.4 企业应与劳动者订立劳动合同（含聘用合同和派遣合同），缴纳工伤保险费，合同中应将工作过程中可能接触的职业病危害因素的种类、危害程度、危害后果、提供的职业病防护设施和个人使用的职业病防护用品等如实告知劳动者，不得隐瞒或者欺骗。在可能产生职业病危害的场所、设备和贮存场所等设置警示标识，并对公告栏和警示标识进行日常维护。工作场所警示标识的设置应符合 GBZ 158 的要求。

7.1.5 企业应建立工作场所职业危害因素监测及评价制度，应当实施由专人负责的职业病危害因素日常监测，并确保监测系统处于正常运行状态；应当委托具备资质的职业卫生技术服务机构进行定期检测。发现浓（强）度超标的岗位，应增加检测频次，及时查找原因，积极整改，以确保工作场所危害因素不高于国家规定的职业接触限值。检测评价结果存入企业职业卫生档案并向劳动者公布。

7.1.6 企业应组织从事接触职业病危害作业的劳动者进行上岗前、在岗期间和离岗时的职业健康检查，并将检查结果书面告知劳动者。职业健康检查周期应符合 GBZ 188 的有关规定，涉铅岗位可根据工作场 所检测结果及体检结果，适当增加血铅项目的检查频次。检查发现铅中毒或疑似铅中毒等相关异常的，应按照职业病诊断有关要求给予诊断、治疗，并履行报告义务。经诊断为铅中毒者必须暂时脱离工作岗位，同时企业应选择具备职业病诊疗项目的医疗机构进行驱铅治疗。轻度铅中毒者治疗后可恢复原岗位作业，但重度铅中毒者，须调离原工作岗位，企业应根据职业病诊断医疗机构的意见给予妥善处理。职业健康检查、诊疗费用由用人单位承担。

7.1.7 企业不得安排未成年和孕期、哺乳期的女职工从事使用铅等有毒有害物质的作业；不得安排未经上岗前职业健康检查的劳动者从事接触职业病危害的作业；不得安排有职业禁忌的劳动者从事其所禁忌的作业；对在职业健康检查中发现与所从事职业相关的健康损害的劳动者，应调离原工作岗位，并妥善安置；对未进行离岗时职业健康检查的劳动者不得解除或者终止与其订立的劳动合同。

7.2 劳动者的管理要求

7.2.1 劳动者须遵守职业病防治相关的法律法规，严格遵守用人单位规章制度和岗位职业卫生操作规程。

7.2.2 劳动者应按时接受职业卫生培训，学习并掌握相关职业卫生知识；正确使用、维护职业病防护设施；正确佩戴并及时更新个人防护用品；如实反映健康状况，一经发现职业危害事故隐患，应及时报告。

7.2.3 劳动者应按规定参加企业组织的上岗前、在岗期间、应急和离岗时的职业健康检查。

7.2.4 劳动者进入工作场所须按照规定穿戴个人防护用品，禁止在工作场所吸烟、饮水和进食等。

7.2.5 劳动者饭前须洗净脸庞、双手（包括手臂）并漱口。下班前须经淋浴后更换个人干净衣裤，严禁穿戴防护服 / 工作服、工作鞋帽直接回家或出入餐厅等公共场所。

8. 应急救援要求

8.1　企业应根据铅和硫酸等危害物质使用情况建立应急救援机制，设立救援组织，配备应急救援人员，制定应急救援预案。应急救援预案应明确责任人、组织机构、事故发生后的疏通路线、紧急集合点、技术方案、救援设施的启动和维护、医疗救护方案等，加强对应急预案中各种应急救援方案的培训和演练，并不断修订和完善。

8.2　工作场所应合理配置应急防护用品、现场急救用品、应急撤离通道等，并且应定期检查检修，保证安全有效，能够正常运转，增强突发性事故发生时的应对能力。

8.3　在生产过程中可能突然逸出大量有害气体或易造成急性中毒气体的作业场所，应设置事故通风装置及与其连锁的自动报警装置，其通风换气次数应不小于 12 次 /h。事故排风口设置应符合 GB 50019 的要求，不得布置在人员经常停留或经常通行的地点。事故排风的通风机应分别在室内、外便于操作的地点设置开关。

8.4　接触硫酸等腐蚀性液体的作业场所应设置应急冲淋、洗眼设施，在生产区域配备用于酸灼伤处理的急救包或急救箱以及急救药品。冲淋、洗眼设施设置地点不应该妨碍工作，三面可达，并保证在发生事故时，劳动者能在 10 s 内得到冲洗。冲淋、洗眼设施用水应采用生活用水，并保证其持续流动，设置冲淋、洗眼设施的地方应有明显的标识，醒目易找。

8.5　发生或者可能发生急性职业病危害事故时，企业应立即采取应急救援和控制措施，并及时报告所在地职业卫生监督管理及有关部门。对遭受或者可能遭受急性职业病危害的劳动者，应及时组织救治、应急检查和医学观察，所需费用由用人单位承担。

附 录 A
（资料性附录）

铅酸蓄电池制造企业生产过程中主要职业病危害因素分布及个人防护用品基本配置

A.1 铅酸蓄电池制造企业生产过程中主要职业病危害因素分布及个人防护用品基本配置见表 A。

表 A 主要职业病危害因素分布及个人防护用品基本配置

序号	工序	职业病危害因素名称	可能导致的法定职业病	可以使用的防护用品	建议使用的防护用品
1	铅粉制造	铅尘（烟）	职业性铅及其化合物中毒	B01 工作帽 B06 防毒面具 B21 防化学品手套 B52 化学品防护服	B05 防尘口罩（防颗粒物呼吸器） B69 劳动护肤剂
		噪声	职业性噪声聋	B18 耳塞	B19 耳罩
		高温	职业性中暑	B02 安全帽 B13 防强光、紫外线、红外线护目镜或面罩 B34 隔热阻燃鞋 B56 白帆布类隔热服 B58 热防护服	B57 镀反射膜类隔热服 B71 其他零星防护用品
2	板栅铸造	铅尘（烟）	职业性铅及其化合物中毒	B01 工作帽 B06 防毒面具 B21 防化学品手套 B52 化学品防护服	B05 防尘口罩（防颗粒物呼吸器） B69 劳动护肤剂
		噪声	职业性噪声聋	B18 耳塞	B19 耳罩
		高温	职业性中暑	B02 安全帽 B13 防强光、紫外线、红外线护目镜或面罩 B34 隔热阻燃鞋 B56 白帆布类隔热服 B58 热防护服	B57 镀反射膜类隔热服 B71 其他零星防护用品
3	极板制造	铅尘（烟）	职业性铅及其化合物中毒	B01 工作帽 B06 防毒面具 B21 防化学品手套 B52 化学品防护服	B05 防尘口罩（防颗粒物呼吸器） B69 劳动护肤剂
		噪声	职业性噪声聋	B18 耳塞	B19 耳罩
		高温	职业性中暑	B02 安全帽 B13 防强光、紫外线、红外线护目镜或面罩 B34 隔热阻燃鞋 B56 白帆布类隔热服 B58 热防护服	B57 镀反射膜类隔热服 B71 其他零星防护用品

序号	工序	职业病危害因素名称	可能导致的法定职业病	可以使用的防护用品	建议使用的防护用品
3	极板制造	硫酸	职业性化学性皮肤灼伤、职业性化学性眼部灼伤、职业性牙酸蚀病	B01 工作帽 B16 防腐蚀液护目镜 B26 耐酸碱手套 B43 耐酸碱鞋 B60 防酸（碱）服	B36 防化学品鞋（靴）
4	装配工序	铅尘（烟）	职业性铅及其化合物中毒	B01 工作帽 B06 防毒面具 B21 防化学品手套 B52 化学品防护服	B05 防尘口罩（防颗粒物呼吸器） B69 劳动护肤剂
		噪声	职业性噪声聋	B18 耳塞	B19 耳罩
5	化成工序	硫酸、硫酸雾	职业性化学性皮肤灼伤、职业性化学性眼部灼伤、职业性牙酸蚀病	B01 工作帽 B16 防腐蚀液护目镜 B26 耐酸碱手套 B43 耐酸碱鞋 B60 防酸（碱）服	B36 防化学品鞋（靴）
6	包装工序	挥发性有机溶剂（苯、甲苯、二甲苯等）	苯中毒、甲苯中毒、二甲苯中毒、苯致白血病、接触性皮炎	B06 防毒面具 B21 防化学品手套 B52 化学品防护服	B69 劳动护肤剂